医院管理规范与档案数字化

主编　位建玲　侯可俊　郭　静

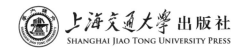

上海交通大学出版社
SHANGHAI JIAO TONG UNIVERSITY PRESS

内容提要

　　本书坚持管理规范化、科学化、国际化、本土化的原则，结合医院管理的实际需求，总结了医院管理工作运行中的经验和教训，重点讲述病案管理、人事档案管理、医院教学管理等管理工作的规范，适合各级医疗机构的高中层管理人员、卫生行政管理人员、相关院校教学和研究人员、管理专业本科生和研究生及各类管理培训班的学员参考阅读。

图书在版编目（CIP）数据

　　医院管理规范与档案数字化 / 位建玲，侯可俊，郭静主编. --上海：上海交通大学出版社，2023.10
　　ISBN 978-7-313-27445-8

　　Ⅰ. ①医… Ⅱ. ①位… ②侯… ③郭… Ⅲ. ①医院－管理规范②医院－档案管理－数字化 Ⅳ. ①R197.32-65②G275.9

　　中国版本图书馆CIP数据核字（2022）第171961号

医院管理规范与档案数字化

YIYUAN GUANLI GUIFAN YU DANG'AN SHUZIHUA

主　　编：位建玲　侯可俊　郭　静	
出版发行：上海交通大学出版社	地　　址：上海市番禺路951号
邮政编码：200030	电　　话：021-64071208
印　　制：广东虎彩云印刷有限公司	
开　　本：710mm×1000mm 1/16	经　　销：全国新华书店
字　　数：196千字	印　　张：11.25
版　　次：2023年10月第1版	插　　页：2
书　　号：ISBN 978-7-313-27445-8	印　　次：2023年10月第1次印刷
定　　价：158.00元	

编委会

主　编

位建玲　侯可俊　郭　静

副主编

侯琳琳　闫　慈　安佰悦

编　委（按姓氏笔画排序）

朱俊宇（新疆医科大学附属肿瘤医院）

闫　慈（新疆医科大学附属肿瘤医院）

安佰悦（山东省青岛大学附属医院）

李红艳（山东省滨州医学院烟台附属医院）

位建玲（山东省青岛市城阳区人民医院）

侯可俊（山东省青岛市第八人民医院）

侯琳琳（山东省聊城市人民医院）

郭　静（山东省聊城市中医医院）

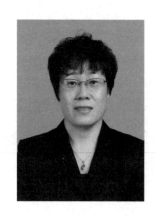

位建玲

　　毕业于潍坊医学院卫生事业管理专业，现就职于山东省青岛市城阳区人民医院疾病预防控制科。擅长对慢性病防治进行统计分析、对健康教育管理进行统计调查等。主持科研课题"青岛市城阳区社区居民健康认知调查及健康需求研究"。发表论文《关于卫生信息化建设与卫生统计工作的探讨》。获得"城阳区优秀巾帼志愿者"、"山东省卫生保健协会先进个人"、城阳区卫生健康系统"疫情防控先进个人"等荣誉称号。

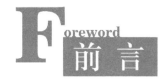

医院管理是指在一定的环境或条件下，运用一定的管理职能和手段，通过有效地分配组织资源对医院的运作过程进行指挥和控制，为达到医院计划的目标所实施的过程，是综合了科学和艺术、技术和人文、医疗和服务的特殊学科。

近年来，我国医院信息化建设取得了长足的进步和发展，医院信息系统也从单纯的费用管理系统升级到临床信息和管理决策支持系统，在提高医疗服务质量与效率、改善就医环境、配合医疗保障制度实施、促进医院科学管理等方面起到了重要作用，已成为医院正常运转的基本条件。信息技术的支持使医院管理全方位、立体化，可深入到医院运行的每一个层面、每一个部门、每一个区域，使管理者对各种情况的掌握由事后变成实时、由个案报告到数据分析、由专门检查变成动态监控，特别是对数据的进一步挖掘和分析，由滞后变成简便易行；信息技术能有效解决医院管理者面临的涉及数据范围广、相互衔接性差的管理难点，有效提升管理效率和水平。

随着信息技术的不断创新和升级换代，信息化对医院管理的支持不仅体现在数据的采集、汇总、统计、上报等方面，更体现在能够进行数据分析，同时具有动态监测、安全预警功能，为管理服务，为决策服务，为临床服务。这种服务能够充分体现及时性、准确性、针对性、便捷性及前瞻性，并最终实现精细化管理。医院管理者必须关注医院精细化管理的发展趋势和医院改革的方向，主动调整医院的发展战略，完善医院各项管理措施，以适应社会经济发展的需要、人民群众对医疗服务的需求及政府对医疗服务宏观调控的要求。

　　本书基于现代医院管理的系统性、科学性、前沿性和实务性的要求，坚持管理规范化、科学化、国际化、本土化的原则，总结了医院管理工作运行中的经验和教训，重点讲述病案管理、人事档案管理、医院教学管理等管理工作的规范，内容丰富实用，表述简单扼要。本书既是医院管理交流与沟通的一个平台，也是编者、管理者、读者之间交流与沟通的桥梁，适合各级医疗机构的高中层管理人员、卫生行政管理人员、相关院校教学和研究人员、管理专业本科生和研究生及各类管理培训班的学员参考阅读。

　　由于学识水平有限，又加之时间仓促，书中疏漏和不足之处在所难免，敬请广大读者批评指正，以期再版时修正。

《医院管理规范与档案数字化》编委会

2022 年 8 月

C^{ontents} 目 录

第一章 绪论 ……………………………………………………（1）

第一节 医院管理学概述 ………………………………………（1）

第二节 医院管理学的方法论与基本原则 ……………………（6）

第三节 医院管理的职能 ………………………………………（9）

第二章 医院管理与医院信息化 ………………………………（14）

第一节 医院管理变革与医院信息化 …………………………（14）

第二节 医院质量管理与医院信息化 …………………………（19）

第三章 病案管理概论 …………………………………………（30）

第一节 病案与病案管理的命名和定义 ………………………（30）

第二节 病案信息管理工作的基本范畴和作用 ………………（32）

第三节 病案信息管理发展的历史回顾 ………………………（41）

第四节 病案信息管理的发展趋势 ……………………………（43）

第五节 病案信息管理教育与学术组织 ………………………（46）

第四章 病案基础管理 …………………………………………（49）

第一节 患者姓名的索引 ………………………………………（49）

第二节 病案的编号 ……………………………………………（55）

第三节 病案的归档 ……………………………………………（63）

第四节 病案的供应 ……………………………………………（68）

第五节 病案的控制和示踪系统 ………………………………（72）

第六节 病案的保存与保护 ……………………………………（82）

第五章　病案质量管理 …………………………………………………… (96)

　第一节　病案质量管理概述 …………………………………………… (96)

　第二节　病案质量管理的任务 ………………………………………… (98)

　第三节　病案质量管理的内容 ………………………………………… (99)

　第四节　病案信息专业技术环节质量评估及监控指标 ……………… (106)

　第五节　病案质量管理的方法 ………………………………………… (108)

　第六节　电子病历质量管理 …………………………………………… (117)

第六章　人事档案管理 …………………………………………………… (119)

　第一节　人事档案的含义与性质 ……………………………………… (119)

　第二节　人事档案的主要类型 ………………………………………… (124)

　第三节　人事档案工作管理体制与模式 ……………………………… (141)

　第四节　人事档案信息化管理 ………………………………………… (146)

第七章　医院教学管理 …………………………………………………… (158)

　第一节　管理体制及各部门职责 ……………………………………… (158)

　第二节　各类医学生的管理 …………………………………………… (159)

　第三节　进修医师的管理 ……………………………………………… (163)

　第四节　继续医学教育 ………………………………………………… (164)

　第五节　师资培训和质量管理 ………………………………………… (166)

　第六节　教学质量控制 ………………………………………………… (167)

　第七节　教学的档案管理和试题库 …………………………………… (168)

　第八节　住院医师规范化培训的管理 ………………………………… (169)

参考文献 …………………………………………………………………… (174)

第一章

绪　　论

第一节　医院管理学概述

一、医院管理及医院管理学的概念

(一)医院管理的概念

医院管理是指根据医院的环境和特点,运用现代管理理论和方法,通过计划、组织、控制、激励和领导等活动,使医院的人力、物力、财力、信息、时间等资源得到有效配置,以期更好地实现医院整体目标的过程。医院管理活动的目的是要在有限的医疗卫生资源条件下,以充分实现医院的最佳社会效益和经济效益,发挥医院的整体效能并创造出最大的健康效益。医院管理的主要任务是认真贯彻执行国家的卫生方针政策,增进医院发展活力,充分调动医院及医务人员的积极性,不断提高医院服务质量和效率,更好地为人民健康服务,为构建社会主义和谐社会服务。

(二)医院管理学的概念

医院管理学是运用现代管理科学的理论和方法,研究并阐明医院管理活动的规律及其影响因素的应用学科。医院管理学是管理学的一个分支和理论性、实践性、综合性较强的学科,既与医学科学相联系,又与其他社会科学及自然科学紧密相连,是医学和社会科学的交叉学科。医院管理学与管理学、组织行为学、社会学、公共政策学、经济学、卫生事业管理学、卫生经济学、卫生法学、卫生统计学、流行病学等许多学科有着十分密切的关系。

二、医院管理研究的主要任务与医院管理学的研究对象

(一)医院管理研究的主要任务

医院管理研究的目的是发现医院管理活动的客观规律,完善和发展医院管理科学理论,指导医院管理活动实践。医院管理研究的主要任务是研究医院系统的管理现象和运行规律,医院系统在社会系统中的地位、功能和制约条件,医院管理体制,监督、补偿、治理和运行等机制,医院内部组织领导、经营管理、质量控制和资金、人力、物流、信息等要素的组织协调等。

医院管理研究是卫生政策与管理研究的重要领域,是研究医院管理现象及其发展规律的科学,综合运用政策学、经济学、管理学的原理和方法,研究影响医院发展的宏观管理体制、运行机制和提高医院内部管理水平、运营效率的理论和方法,其目的是要促进医院实现组织目标、提高医院工作效率和效果。

(二)医院管理学的研究对象

医院管理学的研究对象主要是医院涉及的要素、医院系统及各子系统的管理现象和规律,系统之间的关系、定位、作用和制约机制,医院运行的过程以及影响其运行的内外环境,同时也要研究医院系统在社会大系统中的地位、作用和制约条件。

三、医院管理学的研究内容和学科体系

(一)医院管理学的研究内容

医院管理学的研究内容主要包括医院管理的基本理论和方法,与医院管理紧密相关的卫生发展战略与卫生政策、卫生服务体系、卫生资源及筹资体系等卫生管理内容,医院人力资源管理、质量管理、信息管理、财务管理、经营管理、后勤保障管理、绩效管理等内部运行管理内容。

也有将医院管理研究分为理论研究、宏观政策研究、服务体系研究、微观运行管理研究等内容。理论研究包括医院管理思想、管理原则、医院管理研究方法论、研究对象、学科体系、医院管理职能等。宏观政策研究包括运用系统论思想,研究医院在卫生体系中的地位、作用及运行规律,管理体制、运行机制、监管机制,以探索医院整体发展思路和战略目标等宏观战略研究;法律法规、政策、税收、支付等政策环境,群众卫生服务需要、需求等社会环境,经济环境,竞争环境等环境研究。服务体系研究包括医疗服务体系、区域医疗规划及资源配置、城乡医疗服务网、医院分级管理等。微观运行管理研究主要包括运用管理学基本理

论研究医院管理的各个环节[领导、计划、决策、控制、效率(人员、设备的利用)、医院业务流程管理等]、组织人事管理、经营管理、质量管理、财务管理、信息管理、后勤管理等。

(二)医院管理学的学科体系

医院管理学的研究内容非常广泛,有必要对其学科体系进行划分,明确该学科的研究对象、研究范畴及其之间的有机联系,促进医院管理学的学科建设和发展。关于医院管理学的学科体系目前国内外还没有形成完全一致的看法,有以医院科室和部门设置为基础进行分类的,如医疗科室管理、医技科室管理、护理管理、病案管理等;也有划分为业务管理、行政管理、经济管理等;这些分类方法概念不够清晰,难以形成理论体系。为了突出医院管理的理论性、整体性、层次性、实践性及实用性等特点,多数医院管理研究者将其分为综合理论和应用管理两大部分。

1.综合理论部分

也称之为医院管理学总论,主要研究医院管理的基本原理与医院概论等基本理论问题,包括医院管理学的概念、研究对象、学科体系与发展,医院管理职能和方法、医院管理的政策等。

医院概论主要从社会角度来研究医院这个特定系统的一般规律,主要包括医院的发展历史、定义和类型、性质、地位、工作特点、任务和功能、医院管理的方针政策、医院发展趋势、医疗法规等。

此外,还要研究医院体系的管理,包括医院管理体制、治理机制、补偿机制、运行机制和监管机制,医院服务体系的布局与发展规划、医院资源的筹集与使用(如医疗保障制度、医院支付方式改革等)、城乡医疗服务网建设和医院之间协作等。

2.应用管理部分

也可以称为医院管理学各论,主要研究医院管理这个系统中既相互联系又有区别的各个要素及其之间的关系等。这些要素管理主要有组织及人力资源管理、质量管理(医疗管理、技术管理、质量改进、安全管理)、信息管理、财务与经营管理(即经济管理)、科教管理、后勤管理(包括物资设备、后勤保障)等。由这些要素形成各个专业的管理,有些专业管理又可以分为若干子系统。

(1)组织管理:为了实现医院目标,将医院的人员群体按照一定的功能分工划分成相应的组织机构并有机结合,使其按一定的方式与规则进行活动的集合体。医院组织机构设置是医院进行各项活动的基本条件,医院组织管理也是整个医院管理的基础。

（2）人力资源管理：人力资源是任何组织中的第一资源，在医院中则更为重要。医院人力资源管理包括人员的录用、培养、使用等相关的体制和激励约束机制、人员的编配、职权的划分、医德医风建设等。

（3）质量管理：对医院活动全过程进行组织、计划、协调和控制，从而提高技术水平、医疗质量和技术经济效果，包括医疗服务的及时性、有效性、安全性，患者的满意度，医疗工作效率，医疗技术经济效果等内容，可以具体划分为医疗管理、技术管理、质量改进和安全管理。

（4）信息管理：信息处理、信息系统的建立和情报资料的管理，如医院统计、病案管理、资料管理等。它作为一项专业管理，贯穿在各项专业及其相互联系中。

（5）财务管理：进行经济核算和成本核算，降低医疗成本，避免浪费。管好用好资金，合理地组织收入和支出，以较少的财力和物力发挥较大的医疗技术经济效果，保证医疗业务的开展以及发展业务的需要。

（6）经营管理：从医院经济实体性的角度，将医院经济活动与医疗服务活动相结合，社会效益与经济效益相统一基础上的经济管理过程。医院经营主业是医疗业务，同时有科研、教学、预防保健服务、医药器材物品生产与加工，以及其他生产经营活动。

（7）科教管理：将现代管理学原理、方法应用于医院的科技活动以及教学中，调动临床科技人员和医院有关部门的积极性，实现在科技活动中各要素的最佳组合并发挥最大效能。内容包括医院科研规划及实施管理、科研制度管理、科研人才管理、科研经费管理、临床医学教育管理、住院医师规范化培训、继续医学教育管理等。

（8）后勤管理：围绕医院的中心任务，对医院的能源供给、环境卫生、保养维修、车辆调度、生活服务、药品器材、医疗设备等进行计划、组织、协调和控制，以保障医院工作的顺利进行，可以划分为总务保障管理、物资管理和设备管理。

医院管理系统各部分可以有各自的目标，但医院作为一个整体系统则有一个总的目标，医院各个子系统的运行和各项专业的管理都必须围绕医院总体目标的实现而进行。医院各项专业管理各有特点，但又密切联系，在实际管理工作中相互交叉、难以分割。不同历史时期，医院管理学研究的内容也各有侧重。在新的形势下，"以人为本"的服务观与"以患者为中心"的医疗观已成为医院管理研究的主旋律。如何完善医疗服务体系，改革医院管理体制和治理、运行、补偿和监管机制,转变医院发展模式,加强医院内部管理,减轻患者负担等已经成为当前医院管理研究的重要内容。而关于医院质量管理、医院经营管理、医学科技与教育、职业道德建设、医院管理理论等的研究,则是医院管理学研究的长久课题。

四、医院管理学的研究方法

目前我国医院管理正处于从经验管理向科学管理的转变之中,医院管理实践中产生许多新的问题,迫切需要从医院管理学学科发展的角度进一步研究,这就必然需要了解医院管理学的一般研究方法,属于方法论中一般科学方法论和具体科学方法论的范畴。医院管理学是一门交叉学科,其研究方法多借鉴管理学、社会学、经济学和医学等学科的理论和方法,结合医院管理的特点和规律,研究解决医院管理中的问题。主要方法可以分为定性研究和定量研究。

(一)定性研究方法

定性研究方法是社会学常用的一种探索性研究方法,多运用在关于事物性质的研究。通常是根据研究者的认识和经验确定研究对象是否具有某种性质或某一现象变化的过程及原因。定性研究方法主要是通过特定的技术或方式获得人们的一些主观性信息,对特定问题的研究具有相当深度,通常是定量研究的先前步骤。常用的定性研究方法有以下几种。

1. 观察法

观察法是社会学研究的最基本方法之一,它不同于日常生活中的一般观察,而是一种有意识的系统行为。定性观察法是指在自然状态下对研究对象的行为和谈话进行系统、详细的观察,并记录其一言一行。

2. 访谈法

访谈法是指研究者在一定的规则下,按照事先确定的目的和内容,面对面地询问被访者并通过与其交谈获取有关信息的方法。可以分为非结构式访谈、半结构式访谈和结构式访谈,通常与观察法结合使用。

3. 专题小组讨论法

也称焦点小组讨论法,是由一个经过训练的主持人以一种无结构的自然形式召集一小组同类人员(通常不超过 12 人),对某一研究专题在主持人协调下展开讨论,从而获得对讨论问题的深入了解的一种定性研究方法。该方法常用于收集目标人群中较深层次的信息,定性了解人们对某问题的看法和建议等。经常作为定量调查的补充。

4.选题小组讨论法

选题小组讨论法是一种程序化的小组讨论过程,召集 6～10 人来讨论某个特定问题的有关方面及原因,并对其进行收集判断,以确定优先方案,该方法既提供了表达个性和权威的机会,也照顾到了大多数人的意见,常用于社会需求评估。

5.文献分析方法

文献分析方法是通过查阅有关文献资料或记录,在较短时间内尽快了解某个研究问题相关情况的一种方法,是开展各种研究通常必不可少的一种重要方法。

6.德尔菲法

德尔菲法是一种预测和决策的方法,通过匿名方式,让专家独立地针对一个问题进行思考,并采用信函方式与研究者建立信息联系。研究者对信函信息汇总整理并将主要结果反馈给各位专家,供专家再次分析判断,反复多次后,专家意见趋于一致。该方法通常用于预测领域,也可广泛应用于各种评价指标体系的建立和具体指标的确定过程。

7.新发展的研究方法

主要有头脑风暴法、SWOT 分析法、利益相关者分析法、情景分析法等。

(二)定量研究方法

定量研究方法是指运用概率论及统计学原理对社会现象的数量特征、数量关系及变化等方面的关系进行研究,并能用定量数据表示结论的一种研究方法。该方法使人们对社会现象的认识趋向精确化,与定性研究相结合以进一步准确把握事物发展的内在规律。

常用方法有系统分析法、预测分析法、投入产出分析法、统计分析法和层次分析法等。

第二节　医院管理学的方法论与基本原则

一、医院管理学的方法论

方法论是指认识世界和改造世界的一般方法,在不同层次上有哲学方法论、一般科学方法论、具体科学方法论之分。关于认识世界、改造世界、探索实现主观世界与客观世界相一致的最一般的方法理论是哲学方法论;研究各门学科,带有一定普遍意义,适用于许多有关领域的方法理论是一般科学方法论;研究某一具体学科,涉及某一具体领域的方法理论是具体科学方法论。三者是互相依存、互相影响、互相补充的对立统一关系。哲学方法论在一定意义上带有决定性作用,它是各门科学方法论的概括和总结,是最为普遍的方法论,对一般科学方法论和具体科学方法论有着指导意义。

每一门学科都有其方法论,也就是总的指导思想和原则。研究我国医院管理,其方法论应该包括,必须从我国的国情和医院发展的实际出发,掌握有关社会科学、现代管理科学和医学科学等知识,并以此为基础,运用一般科学研究的基本方法,如定性调查的方法、统计和实验等定量的方法、综合分析的方法等。同时要研究现代管理科学在医院管理中的应用,紧密结合国情和实际,借鉴国外一切先进的科学管理理论和经验。重视我国医院管理的实践经验,全面理解医院作为社会事业重要组成部分的性质,坚持社会效益第一的原则和促进人民健康的根本宗旨,合理运用医院管理的相关理论和方法。

二、医院管理学的基本原则

医院管理学作为一门科学,其发展既要遵循哲学层面的普遍客观规律,也要遵循管理科学的一般规律,还要紧密结合本学科领域的特点。医院管理学的发展应坚持以下原则。

(一)遵循医院管理客观规律

马克思主义认为,规律是事物、现象或过程之间的必然关系。规律具有本质性的内部联系,也是现象间的必然关系,是现象中的普遍东西。管理作为一门科学,存在不以人们意志为转移的客观规律。医院管理者的责任就是要正确认识并把握医院管理的客观规律,运用科学管理方法,使医院良好运行并实现其发展目标。切忌脱离客观实际、主观随意。

(二)坚持发展的观点

一切客观事物都处在不断运动、发展、变化之中,因此医院管理必须与不断发展变化着的客观实际相适应。医院管理的对象是发展、运动着的,新情况、新问题不断出现,发展观点强调管理上的动态性、灵活性和创造性。要始终坚持发展的观点,改革创新,切不可满足现状,墨守成规,停滞不前,思想僵化。

（三）坚持系统的观点

所谓系统，一般是指由相互作用和相互依赖的若干组成部分相结合而成为具有特定功能的有机整体，任何系统都不是孤立的，它总是处在各个层次的系统之中，它在内部和外部都要进行物质、能量、信息的交换。所谓系统的观点，就是把所研究的事物看作是一个系统。医院正是这样一个系统，因此研究医院管理必须坚持将医院作为一个整体系统加以研究。医院作为一个系统，由人员、设备、物资、经费、信息等要素组成，并按功能划分为若干子系统及更小的子系统，形成层次结构。

（四）坚持"以人为本"的理念

人是一个系统中最主要、最活跃的要素，也是一切活动的最重要资源。重视人的因素，调动人的积极性，已成为现代管理的一条重要观点。传统管理以管理事务为主体，现代管理则发展到以人为主体的管理，即只有充分调动人的积极性、主动性、创造性，才能实现管理的目标。在医院系统中，服务提供者是医院员工，服务对象是患者，这就要求在医院管理中既要充分调动医院员工的积极性、主动性和创造性，又要切实尊重患者，服务患者，真正做到"以人为本"。

（五）遵循医疗行业特点

医疗行业作为一个服务行业，有其显著特点。医院是一个劳动、知识和资金密集型兼有的组织，对生产诸要素中劳动力素质的依赖更为明显；医疗服务具有明确的区域性、连续性、协调性和可记性等特点，且调节供需矛盾的方法少、效果差、难度大和周期长；医疗服务的产出直接依赖消费者的协作，医疗服务消费者严重依赖提供者；由于医疗服务的需求弹性较小，医疗服务的价格和服务的效用、意愿之间的关系并不紧密。医院提供的服务是直接面对消费者的即时性供给，具有明显的不确定性、专业性、垄断性和不可替代性，同时责任重大、客观上要求无误和完整，还有部分福利性的特点。医疗服务的需求者具有明确的目的性，即以较少的花费治愈疾病；但其寻求服务的过程则是盲目的、被动的和不确定的；同时医疗服务要求公益性和公平性，往往表现为第三方付费。

医疗服务具有其他服务性行业难以比拟的复杂性，医院管理者要认真研究。

（六）坚持一切从实际出发

医院管理研究在我国还是一门新兴学科，其理论体系、研究方法还很不完善，大多是直接学习和借鉴其他一些学科的理论和方法，尚未形成独立的学科体系。在这样一个阶段，我们必须加强医院管理理论的研究，同时又要认真总结我国医院改革发展的经验和教训，紧密结合医药卫生体制改革的实际，坚持理论研究与医院实践相结合。在研究方法上,要坚持定性与定量研究相结合,针对研究问题,采取适宜研究方法。在推进医院改革发展中,要坚持借鉴国际经验与开拓创新相结合,既要从中国国情出发、坚持走中国特色的创新之路,又要学习借鉴国际的先进经验,同时避免其已走过的弯路。

第三节　医院管理的职能

所谓职能是指人、机构或事物应有的作用。管理职能是管理系统功能的体现,是管理系统运行过程的表现形式。管理者的管理行为主要表现为管理职能,每个管理者工作时都在执行这些职能中的一个或几个。医院管理的职能主要是管理职能在医院工作实践中的运用,通常包括计划职能、组织职能、控制与协调职能、激励职能、领导职能等。现结合医院管理的具体内容,逐一做出说明。

一、计划职能

计划是管理的首要职能。计划是对未来方案的一种说明,包括目标、实现目标的方法与途径、实现目标的时间、由谁完成目标等内容,是管理工作中必不可少的重要内容。计划贯穿于整个管理工作中,具有如下特点:①目的性,即计划工作为目标服务;②第一性,管理过程中的其他职能都只有在计划工作确定了目标后才能进行;③普遍性,计划工作在各级管理人员的工作中是普遍存在的;④效率性,计划要讲究经济效益;⑤重要性,计划是管理者指挥的依据,进行控制的基础。

计划工作也是医院管理的首要职能,主要包括确定医院目标、实现目标的途径和方法等,而目标又可分为医院的整体目标和部门的分目标。按照计划所涉及的时间分类,可以分为长期计划、中期计划和短期计划。长期计划是战略性计划,它规定医院在较长时期的目标,是对医院发展具有长期指导意义的计划;短期计划通常是指年度计划,它是根据中长期计划规定的目标和当前的实际情况,对计划年度的各项活动所做出的总体安排。中期计划介于长期计划和短期计划之间,是指今后一段时间内,医院的发展步调、重点任务等。

按照计划内容来分,可分为整体计划和部门计划。整体计划是对整个医院都具有指导意义的计划,如医院总体发展规划。部门计划是医院科室和部门的工作计划,如医疗计划、药品计划、财务计划、人员调配计划、物资供应计划、设备购置计划、基建维修计划等。

计划工作是一种特定的管理行为,是医院各级管理者所要完成的一项劳动,是一种预测未来、设计目标、决定政策、选择方案的连续程序。所以在制订计划和目标时,要进行调查研究和预测,并在此分析比较的基础上,做出最优的选择。

二、组织职能

组织是为达到某些特定目标,经由分工和合作及不同层次的权利和责任制度而构成的人的集合。实现计划目标,要建立有效的、连续性的工作系统。这个系统包括体制、机构的建立和设置,工作人员的选择和配备,规定职务、权限和责任,建立工作制度和规范,同时建立有效的指挥系统,使单位的工作有机地组织起来,协调地发展。组织有以下基本含义:目标是组织存在的前提,组织是实现目标的工具,分工合作是组织运转并发挥效率的基本手段,组织必须具有不同层次的权利和责任制度,组织这一工作系统必须是协调的。

医院组织是指为了实现医院目标,以一定的机构形式,将编制的人员群体进行有机地组合,并按一定的方式与规则进行活动的集合体。医院组织是组成医院的基本机构,是医院进行各项活动的基本条件,也是整个医院管理的基础。医院组织设置的原则主要考虑以下几点:管理宽度原则,一个领导者有效指挥下属的人数是有限的;统一指挥原则,一个人只能接受一个上级的命令和指挥;责权一致原则,赋予责任的同时,必须赋予相应的权力;分工协作的原则,按照不同专业和性质进行合理分工,各部门也要协调和配合;机构精简原则,保证机构正常运转情况下配置少而精的管理人员。

医院组织机构的设置,要从医院的工作性质和任务规模出发,适应自身的职能需要。组织工作就是为了实现医院的共同目标,需要建立有效的、连续性的工作系统,而建立这个系统所采取的行动过程。医院组织工作的一般程序为确定医院目标、设置组织结构、合理配置资源、授予相应权责利、协调沟通各方关系等。

三、控制与协调职能

控制是指组织在动态变化过程中,为确保实现既定的目标,而进行的检查、监督、纠偏等管理活动。控制就是检查工作是否按既定的计划、标准和方法进行,若有偏差要分析原因,发出指示,并做出改进,以确保组织目标的实现。它既是一次管理循环过程的重点,又是新一轮管理循环活动的起点。按照控制活动的性质分,可分为预防性控制、更正性控制;按照控制点的位置分,可以分为预先控制、过程控制、事后控制;按照信息的性质分,可以分为反馈控制、前馈控制;按照采用的手段分,可以分为直接控制、间接控制。

医院不论是惯性运作还是各项工作计划的执行,都必须在有控制的条件下进行。医院内的控制通常可以分为 3 种:①事前控制,又称前馈控制,是指通过情况观察、规律掌握、信息收集整理、趋势预测等活动,正确预计未来可能出现的问题,在其发生之前采取措施进行防范,将可能发生的偏差消除在萌芽状态,如制订实施各种规章制度,开展医疗安全、药品安全、预防医院感染等活动。②过程控制,又称事中控制,是指在某项经济活动或者工作过程中,管理者在现场对正在进行的活动或者行为给予指导、监督,以保证活动和行为按照规定的程序和要求进行,如诊疗过程、护理过程等。③事后控制,又称后馈控制,是指将实行计划的结果与预定计划目标相比较,找出偏差,并分析产生偏差的原因,采取纠正措施,以保证下一周期管理活动的良性循环,如医疗事故处理等。

医院进行控制的方式主要有利用医院信息系统,进行各类绩效考核等。控制是一种有目的的主动行为。医院的各级管理人员都有控制的职责,不仅对自己的工作负责,而且必须对医院整体计划和目标的实现负责。控制工作离不了信息的反馈,在现代化医院中建立医院信息系统将会成为管理者进行控制工作,保证管理工作沿着医院的目标前进的一种重要手段。

协调就是使组织的一切工作都能和谐地配合,并有利于组织取得成功。协调就是正确处理组织内外各种关系,为组织正常运转创造良好的条件和环境,促进组织目标的实现。协调包括组织内部的协调、组织与外部环境的协调、对冲突的协调等。协调也可以说是实现控制的一种重要手段,与控制相比有更好的管理弹性。

四、激励职能

激励是指人类活动的一种内心状态,它是具有加强和激发动机,推动并引导行为使之朝向预定目标的作用。激励有助于激发和调动职工的积极性,这种状态可以促使职工的智力和体力能量充分地释放出来,产生一系列积极的行为;有助于将职工的个人目标与组织目标统一起来,使职工把个人目标统一于组织的整体目标,激发职工为完成工作任务作出贡献,从而促使个人目标与组织目标的共同实现;有助于增强组织的凝聚力,促进内部各组成部分的协调统一。

医院管理者要对职工进行培训和教育,充分激励职工的积极性、创造性,不断提高业务水平,更好地实现目标。正确的激励应遵循以下原则:目标结合的原则,将医院组织目标与个人目标较好的结合,使个人目标的实现离不开实现组织目标所做的努力;物质激励与精神激励相结合的原则,既要做好工资、奖金等基本物质保障的外在激励,也要做好满足职工自尊心和自我实现的内在发展激励;正负激励相结合的原则,即运用好奖励和惩罚两种手段进行激励约束。

目前医院激励职工的手段与方法包括以下 4 种。①物质激励:在物质激励中,突出的是职工的工资和奖金,通过金钱的激励作用满足职工的最基本需要。②职工参与管理:参与管理是指在不同程度上让职工和下级参与组织决策和各级管理工作的研究和讨论,能使职工体验到自己的利益同组织利益密切相关而产生责任感。职工代表大会是目前医院职工参与管理的主要形式之一。③工作成就感:使工作具有挑战性和富有意义,满足职工成就感的内在需求,也是激励的一种有效方法。④医院文化建设:通过建设富有特色的医院文化,增强职工的凝聚力和归属感,从精神上激励职工产生自尊和责任感。

五、领导职能

领导是在一定的社会组织或群体内,为实现组织预定目标,领导者运用法定权力和自身影响力影响被领导者的行为,并将其导向组织目标的过程。领导的基本职责,是为一定的社会组织或团体确立目标、制订战略、进行决策、编制规划和组织实施等。

领导职能是领导者依据客观需要开展一切必要的领导活动的职责和功能,医院领导的基本职能包括规划、决策、组织、协调和控制等。有效的领导工作对于确保医院高效运行并实现其目标至关重要。在医院经营管理活动的各个方面都贯穿着一系列的领导和决策活动,如办院方针、工作规划、质量控制、人事安排、干部培训、财务预算、设备更新等都要做出合理的决定。从我国医院管理现状来看,领导者在现代医院管理中的作用越来越大,地位也越来越重要。领导的本质是妥善处理好各种人际关系,其目的是形成以主要领导者为核心、团结一致为实现医院发展目标而共同奋斗的一股合力。

我国医院的领导体制也在不断变化之中。自 1991 年以来,我国公立医院的领导体制多实行院长负责制,也有少部分为党委领导下的院长负责制;而在一些股份制医院、民营医院、合资医院则有不少实行的是董事会领导下的院长负责制。院长负责制是目前我国医院领导体制的主体形式,在该体制下医院院长对医院行政、业务工作全权负责,党委行使保证监督的职能,职工通过职工代表大会参与医院的民主管理与民主监督。公立医院院长受政府或其下属机构委托全权管理医院,对行政、业务工作全面负责,统一领导。当前,新一轮的医药卫生体制改革正在全面深化的过程中,我国医院的领导和管理体制也必将会随之发生相应的改变。

第二章

医院管理与医院信息化

第一节　医院管理变革与医院信息化

一、医院管理变革及对医院信息化的影响

医院管理变革的动力来自医院运营的外部因素和内部因素。随着国家政治、经济的快速发展，人们对医疗卫生服务的要求不断提高，"看病贵、看病难"成为政府迫切需要解决的重要民生问题。医改已经成为一项政治任务，尤其是公立医院改革，将给医院管理和医院信息化带来重大变革。国家出台的医改方案，在构建农村三级卫生服务网络和社区卫生服务、合理调整医疗资源均衡、理顺医药卫生行政管理体制、完善医疗保险体系等方面作出重大调整。

（一）以上的改革措施对医院管理产生的影响

以上的改革措施主要意义在于惠民、利民，同时将在几个方面对医院管理产生强烈的影响。

（1）政府加强医疗投入、大规模启动新农合、国民经济快速发展可能使医疗总费用快速上升，医疗市场进一步扩大，是医院经营的"利好"因素。

（2）政府可能强化对医院的行政干预，有可能限制医院自主管理/经营的权利，从而影响管理的执行力。

（3）医院财务有可能实行收支两条线，可能限制医院奖金发放的数量，从而影响医院管理的激励机制。

（4）发展社区服务将分流医院患者数量，影响医院工作量和收入，从而影响医院经营投入和职工收入。

（5）整顿药品市场、医药分家等药品管理政策可能进一步限制医院在药品方面的盈利。

（6）很多地区医保部门积极尝试推行基于疾病诊断相关组（DRGs）的医保付费制度改革，将对医院管理模式、方法、流程等产生重大影响，医院经营管理思路将产生重大变化。

在这种大的形式下，医院管理将承受来自外部的巨大压力，强迫医院管理适应新的形势，积极进行内部的管理变革。否则，医院将无法生存和发展。

医院管理变革主要包括组织与制度创新、战略与决策创新、管理模式与方法创新、企业文化与观念创新等。

（二）面对内外压力，医院管理可能凸显的问题和可能的应对措施

（1）医改限制了医院收入，医院经营和发展的经费筹集问题更突出。医院将进一步强化管理，积极使用有效的、新的管理方法应对挑战，增收节支、提高工作效率，并积极争取政府的财政支持。

（2）医院将积极参与社区服务和新农合工作，以便吸引患者，增加收入。

（3）基于 DRGs 的医保付费制度将会影响医院在先进医疗仪器方面投入的积极性，影响医疗质量的进一步提高。同时，DRGs 将使医院无法通过"过度服务"盈利，只能通过提高效率、降低成本盈利，针对 DRGs 实施，医院必须有一整套应对措施，控制医疗费用、提高医疗效率、适当提高医疗质量、防止医疗差错和事故发生。

（4）由于管理和经济方面的约束，医院通过提高工作条件和待遇吸引人才和留住人才的工作将受到限制。为了取得竞争优势，医院将使用多种方法进一步加强人才队伍的建设。

（5）收费政策激励和医院经费紧张可能会影响医疗科研工作，进而影响长远的、高层次医疗服务的质量，而这些正是医院知名度和影响力的关键。

（三）医院管理变革对信息化可能的影响

（1）为了进一步加强医院管理，医院更加重视使用信息化的手段、增加信息化的投入、加强管理方面的配合。

（2）由于医院经营方面的压力，医院将会积极使用信息系统控制费用、提高效率、控制质量。尤其是针对 DRGs 的费用管理将成为重点。

（3）信息化工作者将进一步参与到医院高层管理决策的过程中。

（4）医院会积极支持与医保和社区医疗信息系统的互联互通和双向转诊。

（5）医疗集团的发展需要建设更大规模的信息系统。

（6）由于信息化受到重视和理解，信息化人才将得到重视，待遇和工作条件将有所改善。

（7）由于实施DRGs使医院财政吃紧，可能影响医院对信息化的投入，尤其在临床信息系统方面的大规模投入。

（8）随着临床信息系统的发展，医院科研中的信息化应用将进一步得到加强。

二、信息化是支持医院管理创新最有力的工具

管理创新与信息化的关系相辅相成，管理创新需要以信息化为支撑，信息化推动着管理创新走向深入。而信息化的实施则需要以管理创新为基础，管理创新推动着医院信息化的实施与应用。

信息化可以在管理创新的各个方面发挥作用。

（一）在组织与制度创新方面

信息化可以支持组织结构的扁平化，提高组织的效率。计算机化的流程将制度固化在系统中，能够有效地保证执行力。通过计算机化的绩效考评，可以进一步提高工作效率和质量。

（二）在战略与决策创新方面

建设好的信息系统能够保证医院的策略目标很好地与战略目标结合。大量真实的数据可以保证决策的科学性和及时性。通过信息系统，可以保证战略决策的目标真实迅速地落实。

（三）在管理模式与方法创新方面

信息化能够充分发挥对流程的强制支持作用，支持实现流程再造等先进的管理模式和方法。反过来说，先进的管理模式和方法必须利用信息化的手段实现。

（四）在企业文化与观念创新方面

信息化虽然很少直接发挥作用，但通过管理创新等其他方面的工作，可以促使医院文化和观念的重建。而医院文化和观念的重建，是支持管理创新的重要基础。

信息化促进竞争市场的改变，将由单个医院的竞争变为整个产业链的竞争，促使处于产业链中的医疗机构不得不进行管理创新。例如，促进医疗集团的发展，充分利用各种资源，提高竞争力；通过建设区域卫生信息系统，在更大范围内优化医疗资源，改善医疗服务，提高医疗效率，降低医疗费用。

信息化与管理创新这种相辅相成的关系,促使管理者和信息化工作者越来越紧密的结合。管理者需要更多学习信息化知识,信息化工作者需要更多学习管理学知识,两者共同合作完成信息系统支持下管理创新。

三、目前国内存在的问题和解决建议

医院信息化中的一般问题已经在其他章节进行了大量讨论,我们在此重点讨论管理与信息化关系中存在的问题。

(一)缺乏医院管理创新的研究导致信息化没有持续发展的方向和动力

医院管理创新的能力是医院信息化的动力。一般情况是管理优秀的医院,信息化也比较好,而管理较差的医院,信息化一定不会好。这种创新包括两个方面,一个是管理本身的创新,一个是管理与信息化结合的创新,但前者是问题的关键。医院信息化的真正出路在于医院管理创新。因而,在抓信息化的过程中,各级主管部门应该花大气力抓医院管理创新。

(二)医院管理者主动学习和参与信息化建设不够

目前国内的一般情况是,医院管理者,尤其是医院中层管理人员还缺乏主动学习信息化的积极性。这也是历史原因造成的,我国医院在计划经济时代,医院管理研究和实践十分薄弱,中层管理人员更多的工作是应付眼前问题的被动式管理,医院主要靠惯性自动运行。在美国的医院信息化会议上,能够有近一半的参会人员是非信息化专业人员,其中包括政府官员、管理人员,甚至很多临床医护人员参加,这就是我们与发达国家的差距。在信息化管理方法研究中,有一个信息化管理先进性的指标,就是企业是否有多于50%的管理者能够准确描述信息化的管理(不是信息化技术),这是信息化成功的重要基础。各级主管部门在推动信息化的过程中,应该提供典型引路,抓好学习与培训,尤其是管理干部的信息化培训。不是教管理干部 IT 技术,而是培训医院/部门信息化的内容和管理方法。

(三)管理部门与信息化实施部门的分工不够明确

目前,信息化部门承担了过多的责任,尤其是信息化过程发生问题的时候,要承担大量相应的管理部门应该承担的责任。例如,收费部门发生经济犯罪,大多数人都会将其归咎于信息系统,其实这类问题更多的是管理制度的问题。由于信息化是管理和技术高度结合的应用,导致非专业人员很难分析其中的问题所在,容易将其归咎于信息系统。要解决这类问题,只有管理和信息化部门共同努力,深入研究,分工合作才能够解决,尤其是管理部门充分认识在每一个信息

化项目中自己应该承担的角色和责任。只有各级领导真正认识了信息化过程中的这种合作中的分工,才能够管好信息化。

(四)信息化过程中的执行力不够

国有企业缺乏执行力是一个比较普遍的问题,医院尤其如此,近年虽有所改善,但与优秀企业比较还有很大差距,这直接导致了信息化的实施困难。解决这类问题,还需要从强化管理入手。

(五)信息化主管部门主动学习和参与管理不够

这里有主观和客观两方面的原因。医院要给信息化足够的地位,使其能够真正参与到医院高层管理的决策过程之中,并加强对信息化人员的培训。

(六)信息化主管部门专业水平不够

不能满足各级管理部门的需求:管理和技术是信息化的两只手,如果"一手软、一手硬",不管软的是哪个方面,都会直接导致信息化的滞后。总体看,我国医疗卫生信息化的技术力量十分薄弱。目前,国内还没有将医学信息学列为一个学科,没有一个完整的研究生体系来支撑医学信息学的研究工作,没有专项的科研基金支持医学信息学的研究,使得医疗卫生信息化更多的是模仿或自我尝试。虽然我国的医院和患者数量最多,但我们的研究甚至落后于东南亚的一些国家。这种问题的结果就是巨大的人力、物力的浪费。在这种情况下,除了行业内从业人员的努力外,我们的政府和研究机构应该在资金、组织、引导、培训等方面充分发挥更大的作用,帮助医院练好内功。

(七)管理部门之间、管理与信息化部门之间缺乏协作精神

信息化是考验多部门协作的"试金石",它在医院各类工作中是最需要协作精神的。由于信息化的难度和不成熟的特点,各个参与方的责、权、利比较难于规定清楚。信息化往往会损害某些部门的利益,这是对协作精神的考验,信息化的失败原因往往在此。在信息化的流程设计中,要尽量兼顾各个部门的利益,另外,还需要执行力作保障,否则就会陷入无休止的争论之中。在管理这种复杂和多部门合作的项目中,上级领导完全分清成败的责任是不可能的,也没有必要,可以采用重复计算绩效指标的方法,使承担项目的管理和技术双方部门共同承担"功/过",以激励双方加强合作,共同解决问题。

第二节　医院质量管理与医院信息化

一、质量管理的基本概念和方法简介

PDCA 循环又叫戴明循环,是美国质量管理专家戴明(W.E.Deming)博士首先提出的,它是全面质量管理所应遵循的科学程序。全面质量管理活动的全部过程,就是质量计划的制订和组织实现的过程,这个过程就是按照PDCA循环,不停顿地周而复始地运转的。

PDCA 是 plan(计划)、do(执行)、check(检查)和 action(处理)的第一个字母,PDCA 循环就是按照这样的顺序进行质量管理,并且循环不止地进行下去的科学程序。

管理循环是全面质量管理最基本的工作程序,即计划－执行－检查－处理(plan、do、check、action)。这四阶段大体可分为 8 个步骤。

QC 小组是在生产或工作岗位上从事各种劳动的职工,围绕企业的经营战略、方针目标和现场存在的问题,以改进质量、降低消耗,提高人的素质和经济效益为目的组织起来,运用质量管理的理论和方法开展活动的小组。QC 小组是企业中群众性质量管理活动的一种有效组织形式,是职工参加企业民主管理的经验同现代科学管理方法相结合的产物。

全面质量管理(TQM)是 20 世纪 60 年代初美国的菲根鲍姆首先提出来的。所谓全面质量管理,就是运用系统的观点和方法,把企业各部门、各环节的质量管理活动都纳入统一的质量管理系统,形成一个完整的质量管理体系。

全面质量管理是一种预先控制和全面控制制度。它的主要特点就在于"全"字,它包含 3 层含义:①管理的对象是全面的;②管理的范围是全面的;③参加管理的人员是全面的。

ISO 9000 质量管理体系:一套标准的质量管理体系,在国际企业界广泛应用。目前,国内也有一些医院通过了 ISO 9000 认证。

六西格玛质量管理方法:六西格玛法聚焦于企业的流程控制,严格将标准偏差值控制在六西格玛之内,即每 100 万件产品中只有 3~4 件次品。由于六西格玛对质量要求极其严格,用于大规模生产领域较多,在医院中应用还不是十分普遍。

二、医院质量管理

(一)医院质量管理概述

国际标准化组织对质量的定义是:产品或服务所固有的一组符合现实或潜在需要的特征和特性的总和。

美国 OTA(office of technology assessment)1988 年提出:医疗服务质量是指利用医学即知识和技术,在现有条件下,医疗服务过程增加患者期望结果和减少非期望结果的程度。

美国国家医学会对卫生服务质量的定义是:在目前的专业技术水平下,对个人和社会提供卫生服务时,所能够达到的尽可能理想的健康产出的程度。

上述这些概念虽然表述不同,但都反映了医疗服务质量概念的关键,即医疗服务从"提供者导向"向"服务对象导向"的转变。由于医疗服务技术含量较高,医疗服务的技术因素常常被极大地放大,而医疗服务过程中的人性化关怀却被相当程度地忽略了。实际上,现代医学正从实验医学时代的"生物医学"模式向着整体医学时代的"生物-心理-社会"医学的模式转变。

医疗服务特点:医疗服务与有形产品和一般服务不同,具有其独特性。

第一,服务的共性特点决定了医疗服务质量的特殊性,由于服务具有无形性,服务的提供和消费具有同步性,而且医疗服务对象个性化程度高,这些特点决定了医疗机构难以制订明确的质量标准来衡量医疗服务质量。

第二,医疗服务专业性强以及医疗服务供给方具主导的特点,一般医疗服务消费者缺乏足够的知识和经验,对医疗服务的产出质量很难进行准确、客观的评价。

医疗质量的要素包括技术要素、人际关系要素、环境舒适性要素。

美国医疗质量管理之父多那比第安(Avedis Donabedian)认为,医疗质量由结构-过程-结果三维内涵组成。

(1)结构:主要指医疗实施中的场所,包括人员、空间、经费、服务的组织、仪器设备等。

(2)过程:主要指医疗实施中对患者进行的活动,包括患者的求医过程和医师的诊疗过程。

(3)结果:主要指患者接受医疗服务的结果。

因而,医疗质量的完整概念不仅涵盖了以往狭义的范围:如诊断是否正确、全面、及时;治疗是否有效、及时、彻底;疗程是长是短;有无院内感染或医疗失误等原因给患者造成不应有的损伤、危害和痛苦等诊疗质量外,而且包含了其广义的内容:工作效率、医疗费用是否合理、医疗技术投入-产出关系、医疗的连续性和系统性、社会对医院整体服务功能评价的满意程度等指标。

按照医疗质量的三维内涵:医疗质量管理(medical quality management)包括结构质量管理、环节质量管理、终末质量管理。按照管理层面的不同,又可分为以医院为单位的宏观管理和针对医院内部结构及院内各个环节所进行的微观管理。医疗质量管理当今所开展的工作主要是:建立质量管理体系、制订质量管理制度、进行质量教育、开展质量监测、评估和反馈。

(二)质量改进的具体内容

(1)搜集信息:信息是质量改进的基础和源泉。从各方面的检查、考核、评审的结果,患者满意度调查,差错事故以及患者的抱怨中获得信息,为质量改进提出课题。

(2)水平对比(标杆学习):这是最具有挑战性的质量改进方法。也就是说,与具有最佳业绩的或顶尖级的对手对比,找出自己的差距。水平对比包括内部水平对比、竞争水平对比、行业水平对比、职业水平对比、过程水平对比。凡是国内外顶尖级的组织,无不应用水平对比的方法使自己处于领先地位。可以说,水平对比最具有促进持续质量改进的动力。

(3)运用适合本行业特点和需要的质量改进技术,如戴明循环、行业流程重组、风险管理和医疗缺陷管理等。

(4)医疗需求评估与循证医学:这是近年来国际上十分重视的两大举措,认为这是做好医疗服务的基础。它们共同的特点都是重视调查研究,高质量地收集资料,得到准确的数据,对研究资料作出分析评价,在此基础上作出决策。这两种方法在持续质量改进时,应予以重视。

(5)临床路径:就是不断改进、优化治疗方案,以达到提高效益、降低成本的一种方法,这应该是医师参与质量改进的主要途径。

(6)整体护理:整体护理是通过护理程序,即对患者评估、诊断、计划、实施、评价、改进来进行的,这既是整体护理模式,也是持续质量改进的模式。

(7)统计技术:统计技术是质量管理的有力工具,是促进持续质量改进的有力武器。应用统计分析能帮助我们更好地识别变异的性质、程度和产生变异的原因,从而帮助决策,采取有针对性的改进和预防措施,掌握和运用统计技术是质量改进必不可少的。

三、国内外医疗质量管理的现状与进展

国际上对医院管理评价的重点在于医疗质量管理和评价,这是患者、政府最为关心的问题。在市场经济环境下,医院经营的效益由医院管理者负责,正像一个公

司经营的好坏由企业自己负责一样,消费者和政府主要关心产品的质量和价格。因此,我们在医疗质量管理一节将医院管理评价与医疗质量管理评价一并讨论。

(一)美国的医疗质量管理及评价方法

美国是世界上最早开展医疗机构评审的国家。其评估的指导思想是以医院质量与安全及其持续改进为核心,强调尊重患者与家属的权利,提供周到和优质服务,规范医院的管理。美国的四大主流医疗服务评价体系如下。

1.美国最佳医院评价体系

每年各医院上报数据,若缺少当年数据则用前两年的平均值替代。其评价指标和方法如下。

(1)医院的筛选:入选最佳医院必须符合以下 3 个条件之一。①教学医院理事会成员;②医学院校附属医院;③至少具备 19 项特殊医学检查服务技术中的 9 项。19 项特殊医学检查服务技术为血管成形术、心导管插入术、心脏重症监护病房、CT、同位素诊断装置、乳腺 X 线检查、体外冲击波治疗装置、磁共振、外科重症监护、新生儿监护、肿瘤服务、开放心脏手术、儿科重症监护、PET、生殖健康、SPECT、移植服务、超声、X 线。

(2)评价指标:包括基础建设指标、过程指标、结果指标。

用医院质量指数(index of hospital quality,IHQ)进行综合评价。

2.美国百佳医院评价体系

美国百佳医院评价体系是由美国 Solucient 公司根据医院规模和教学功能分组进行评价。数据来源于美国医保局和 Solucient 公司。评价指标和方法如下。

(1)医院的筛选和分组。入选医院按规模分为 5 组:①大型教学医院组;②教学医院组;③大型社区医院组;④中型社区医院组;⑤小型社区医院组。

(2)评价指标:包括风险调整病死率指数、风险调整并发症指数、病情严重度调整平均住院日、地区收入和病例组合调整的均次医疗费用、利润率、门诊收入比例、总资产周转率、病种比例。

(3)各指标的综合评价:用调整后均次医疗费用、利润率、门诊收入比例、总资产周转率这 4 项指标计算四分位间距来定义边缘值,4 项指标中有 1 项处在边缘值内,则该医院被排除百佳医院评选。将不同规模组内所入选的医院按照每项指标分别进行排名;前 7 个指标的权重是相等的,病种比例的权重为前 7 个指标的一半;将 8 项指标各医院排序结果与权重的积相加,根据结果选出前 20 家医院共同组成该年度最佳医院。

3.国际医疗质量体系(IQIP)

1985 年开始在美国的马里兰医院协会使用以来,IQIP 一直作为美国的医院质量管理的指标体系。世界上已经有将近10个国家、300个医疗机构正在使用IQIP体系来收集、分析、比较和管理医疗数据。

IQIP体系共有250个经过科学验证的有效指标,分布在4个临床范畴:急性病治疗、慢性病治疗、精神病康复治疗、家庭保健。不同医疗机构的使用者可根据自己的需要选用指标,并将其作为自身质量评价与改进的工具。使用者还可以通过互联网实现经验、资料共享,将自身的质量监控结果与国际上其他同类医疗机构进行横向对比。当今世界对医院质量监控的重点已从原来的重"结构"转到重"结果",IQIP体系正是目前世界上应用最广泛的一个医疗结果性监控指标系统。

4. 医疗机构评审联合委员会评价体系(JCAHO)

JCAHO是一个独立于政府的非营利性私立组织。在医院医疗质量监测和促进方面,它享有极高的信誉。JCAHO建立的标准被认为高出政府允许医疗机构一般开业的最低限定,它的评审结论被联邦和州政府一致接受。如果一个医院能够得到它的认证并且得到较高的分数,即为达到国家标准且是能够提供高质量医疗服务的象征。因此,各类医院把获得JCAHO认证作为吸引保险公司和患者的主要宣传内容。目前全美约84%的医疗机构自愿接受JCAHO评审,这些机构包括医院、疗养院、精神病院、门诊外科中心、急诊室、私人医师办公室、社区康复中心、临终医院及家庭健康机构等。被评审的医院95家超过200张床位。凡被该机构审查合格的医疗机构则有资格获得政府保险项目(Medicare和Medicaid)的资金补偿。JCAHO的评审审核过程由一个专家组通过现场调查来完成。专家组由医师、管理人员、护士、临床技师各1名及其他专业人员组成,同一所医疗机构每3年还需接受复审。

国际医疗卫生机构认证联合委员会(JCI)是JCAHO对美国以外的医疗机构进行认证的附属机构,由医疗、护理、行政管理和公共政策等方面的国际专家组成,他们分别来自西欧、中东、拉丁美洲及中美洲、亚太地区、北美、中欧、东欧以及非洲。目前JCI已经给世界40多个国家的公立、私立医疗卫生机构和政府部门进行了指导和评审,13个国家(包括中国)的78个医疗机构通过了国际JCI认证。JCI标准是全世界公认的医疗服务标准,代表了医院服务和医院管理的最高水平,也是世界卫生组织认可的认证模式。

JCI认证的核心是医疗质量与医疗安全,医疗流程持续改进成为管理重心,JCI标准中有368个标准(200个核心标准、168个非核心标准)、1 035个衡量要素,其中仅医疗方面的核心指标就有198项。它的认证方法和思想和ISO 9000"质量管理与质量保证"系列标准的方法和思想差不多,归纳起来具有如下重要的观点和思想:系统性、计划性、过程管理、持续改进和标准化。

(二)其他国家医疗质量管理及评价方法

1.德国医疗质量监管体系

德国非常重视以成文法的方式推动医疗质量监管的发展,这一点与其他国家有着很大的区别。在医疗质量监管主体方面,医疗职业共同体发挥着较大的作用。目前,德国试图整合各利益相关方的力量和优势,建立联邦联合委员会这样相对集中的监管平台。在医疗服务准入方面,德国大力推行各种认证制度;在卫生技术监管方面,加强了卫生技术评估的研究和推广;在医疗服务评价方面力图建立可用于不同医院之间相互比较的医院质量监管指标体系;在医疗差错预防方面,则主要致力于建立基于互联网的非惩罚性的医疗差错匿名报告与讨论平台。

德国与医疗质量监管有关的组织主要包括地方医师协会、联邦医师协会、国家法定医疗保险医师协会、德意志医疗质量署、联邦质量确保办公室、联邦联合委员会、质量与效率研究所。

由于德国实行的是社会医疗保险体制(social health insurance system,SHI),从法律的角度而言,疾病基金与医疗机构之间是一种医疗服务买卖合同关系。疾病基金作为医疗服务的买方根据其与医疗机构之间签订的医疗保险合同,也根据《德国社会法典》中的相关规定,有权对缔约医疗机构所提供医疗服务的质量进行监管。这就意味着疾病基金是医疗服务质量的"天然监管者"。需要指出的是,由于德国医疗费用绝大部分都是通过用社会医疗保险的方式筹集,因此,疾病基金是医疗服务的最主要的买家。这就决定了疾病基金对医院的影响是非常大的,这种影响同样也表现在医疗服务的质量上。

我国医保是国家统筹,覆盖绝大多数人口,拥有绝对的权力,应该向德国学习,充分发挥其医疗质量监管职能。患者与医疗机构之间医疗质量和费用的博弈是市场机制使然。单个的患者没有能力与之对抗,只有力量对等的利益群体相互博弈,才能够达到质量、费用的相对合理。由于医疗信息的不对称性,只有医保部门才有能力代表患者全体利益,与医疗机构博弈。

2.澳大利亚医疗质量管理体系

澳大利亚联邦和州政府为使卫生系统达到所设定的质量管理目标,建立质量管理体系,实施系统的质量管理标准,采取了一系列评价、监测和改进

卫生系统医疗质量的措施,努力改善卫生系统绩效,保证澳大利亚人享有优质、高效、安全、公平、可及的医疗卫生服务。

在澳大利亚卫生质量管理方面,公众责任、管理效能、质量保证以及关注成本效益已成为管理的重点,其先进经验和成功模式值得我国医疗质量管理体系所借鉴:①澳大利亚各州建立一系列科学、合理的质量管理标准和评价方法,并注重各项指

标的细化和改善。②医疗卫生服务机构的认证和质量评估是由来自社会各方面的非官方组织来完成,该组织具有对医疗机构的认证资格并负责监督医疗服务质量。③对医疗服务的供方和需方都给予同等的关注,注重医疗服务消费者的意见,强调医疗服务的安全性和有效性,鼓励消费者参与医疗质量的促进以及医疗卫生服务规划的制订。④信息系统的广泛应用为决策的科学化及管理现代化提供了广阔的前景,澳大利亚各级卫生行政管理机构的信息网络、医院的电脑系统使医院管理者及时获取各类医疗卫生服务信息。

(三)我国医疗质量管理及评价方法

1.国内医院分级评审

我国为了规范化管理医院,于 1989 年开展了医院分级管理,发布了《综合医院分级管理标准(试行草案)》。到 1998 年,共评审医院 17 708 所,其中三级医院 558 所、二级医院 3100 所、一级医院 14 050 所,占 1998 年底我国医院总数的26.4%,是世界上评审医院数目最多的国家。由于当时的评价标准颇受争议,卫健委暂停了评审工作。

从 1999 年开始,卫生部委托中华医院管理学会开展医院评价指标体系的研究,并在一些地区试点。2005 年,卫生部颁布《医院管理评价指南(试行)》。2008 年,卫生部又下发《医院管理评价指南(2008 版)》,对 2005 版进行了修订和完善。2009 年 11 月卫生部颁布《综合医院评价标准(修订稿)》和《综合医院评价标准实施细则(征求意见稿)》,制定了详细的医院评价标准及其他一系列有关医疗质量的规范性文件。目前,各地医疗管理机构正在积极落实。

2.其他医院评价工作

为了进一步提高医院管理水平,提高医院知名度,国内一些医院积极参加国际管理质量认证评审。如 JCI 认证、ISO9000 认证、六西格玛认证等,其中参加 JCI 认证的医院较多,目前已有 6 家医院通过认证。国内还有一些医院参加英国、德国、日本等国家相关机构的认证。一些医院希望吸引国外患者就医,需要通过国外不同医疗保险公司指定的认证机构的认证。

我国医改进入公立医院改革的攻坚阶段。为了解决"看病贵、看病难"问题,需要有效控制医疗费用的过快增长,严格控制费用最容易产生的不良反应就是医疗质量的降低。因而,卫健委积极组织医疗质量医院内部监管和外部监管的方法研究。卫健委医院管理研究所受医政司的委托,开展了"中国医疗质量指标体系(China Healthcare Quality Indicators System,CHQIS)"的研究。CHQIS 基于医疗质量结果的评价、国际比较性原则、实用性原则、可比性和可操作性相结合的原则,通过住院死亡相关、非计划重返相关、不良事件相关三大类 11 个一级指标和 33 个二级指标,构成 CHQIS 医疗质量评价指标体系。目前 CHQIS 医疗质量评价指标体系有单项指标 730 个,复合指标 4610 个。医管所还开展了医疗质量监管体系、医院绩效评价指标体系等方面的研究。

3.临床路径、临床指南、单病种质量控制指标

临床路径(clinical pathway,CP)是一组人员共同针对某一病种的治疗、护理、康复、检测等所制订的一个最适当的,能够被大部分患者所接受的照护计划,是既能降低单病种平均住院日和医疗费用,又能达到预期治疗效果的诊疗标准。与传统管理模式相比,在提高医疗护理质量的同时,还提高了团队协作,增加了患者本人的参与,使医疗护理更加合理化、人性化,是目前许多发达国家普遍使用的医疗工具。

20 世纪 80 年代后期,美国政府为了遏制医疗费用不合理增长,提高卫生资源利用率,医疗保险支付由传统的后付制改为按疾病诊断相关组(DRGs)支付。医院出于自身效益考虑,将临床路径应用于护理管理,作为缩短住院日的手段。1985 年美国新英格兰医疗中心率先实施临床路径,并证实成功降低了高涨的医疗费用。临床路径由此受到美国医学界的重视并不断发展,逐渐成为既能贯彻医院质量管理标准,又能节约资源的医疗标准化模式。

为了配合医改和公立医院改革,卫健委组织制订了临床主要疾病的标准临床路径,并在全国开展了大规模的临床路径应用试点研究工作,取得了良好的效果。济宁医学院附属医院对 128 种病例实施了临床路径管理,患者的住院时间、医疗费用都有明显降低。

临床路径应用必须依赖信息系统的支持,国内积极开展了临床路径系统的研究、开发和应用工作,将临床路径嵌入医嘱系统强制临床执行。

临床指南是基于临床循证医学知识编写,用于指导临床诊疗过程的文档。临床指南一般都是由专业领域权威专家组织编写,尽可能全面地包括最新的临床研究成果,并定期修订内容。为了便于应用,国外编写了多种版本的临床指南系统,并嵌入电子病历和临床系统直接应用。发达国家著名的电子病历系统均提供临床指南支持功能。

电子病历嵌入的临床指南大多以文本方式展现,提供关键字检索。一些专家尝试以标准化规则的方式表达临床指南知识,使临床指南具有机器决策支持和可交换/可继承功能。由于临床医学中,具有循证医学金标准的知识很少,模棱两可的知识很容易用文字表达,但无法写成规则,计算机对模棱两可的知识无法推理。因此,该方向研究进展缓慢。

自 2009 年,卫健委先后发布两批单病种质量控制指标,这是研究医院医疗质量内部监管和外部监管的重要依据。美国医疗保险和医疗补助服务中心在医疗质量

控制基础上,通过经济激励措施,提高了医院服务质量11%,十分值得借鉴。

目前,国内对临床路径、临床指南、DRGs、临床质量管理之间的关系有些混乱。临床指南是指导临床高质量、规范化工作的重要工具。临床路径应该基于临床指南编写,不能违背其原则,主要解决质量和效益之间的矛盾,寻找最佳平衡点,这也能体现出医院的医疗和管理水平。美国医院主要使用临床路径控制医疗费用,是"对付"DRGs付费制度的工具。各医院条件不同,医疗技术水平不同,临床路径和使用方法也不尽相同。政府和保险公司主要关心医疗质量和费用,鼓励医院通过竞争实现优胜劣汰,也调动了医院的积极性。美国的管理方法是:政府相关机构网站公布各医院通过第三方评审机构认证情况,供患者就医选择,以实现医疗质量监管,医疗费用则通过DRGs付费制度控制。这种方法十分值得我们借鉴。我们的改革经常在放任自流的市场经济管理方式和严格的计划经济管理方式之间摇摆,很难摆正政府与市场之间的关系。这里有"无知"的因素,也有借机揽权的因素,可见改革任重道远。

四、医院质量管理与医院信息化

(一)简介

医院质量管理涉及医院管理的各个环节,尤其是面向临床的各个部门。在医院管理中,质量管理是其核心内容。医院信息系统在针对医院质量管理所做的工作,可以分成两个部分:一是体现在有关的部门信息系统中,如门诊医师工作站的用药监控系统;另一个是面向质量管理部门的应用系统,如医务处、门诊部等部门的管理系统。这些质量管理部门的系统遵循PDCA的管理原则,对医疗质量和服务质量进行全面监控。

理论上讲,医院信息化的全过程和全部内容,都在直接/间接的服务于医院质量管理。在以患者为中心的管理理念支持下,各个部门的信息系统设计,都要把提高医院管理质量作为追求的重要目标。而这种综合累加的效果,可以达到不断强化综合质量管理的目标。

下面从不同角度讨论质量管理的信息化。

(二)针对质量管理不同环节的信息化

1.针对管理方法(PDCA、TQC、ISO 9000、六西格玛)

这里面包含两个层面的内容,一个是遵循这些管理方法,在各个部门的信息系统中融入这些管理内容。一个是实施这些管理方法的内容管理,如ISO 9000的实施过程管理、文档管理、制度管理等。

2.针对管理内容(医疗质量管理、服务质量管理)

针对医疗和服务质量的管理信息系统可以分成执行部门级和管理部门级的应用。质量和服务管理是针对管理的各个环节的过程管理和终末管理结合的全面质量管理。

3.有关的信息技术和信息系统

(1)计算机化医嘱录入(CPOE):美国的研究表明,CPOE可以明显较少错误,提高医疗质量,这是通过规范化门诊/住院医嘱、监控用药、联机审核等环节实现的。COPE可以避免信息二次录入,减少人为差错,同时还可以大大提高效率。国内最早在病房护士工作站实现了医嘱录入,取得了很好的效果。近年来逐渐开始实现病房医师直接的医嘱录入,但流程还不十分成熟。原因包括系统支持的功能不够完善,尤其是缺乏人性化的录入界面和有效的咨询和报警系统;还有就是实施过程的执行力和培训问题。门诊医师工作站支持医师直接录入医嘱,取得了良好的效果,可以明显提高质量和效率,也是国内近期建设的热点。

(2)用药咨询与管理:用药咨询包括用药信息、交叉配伍禁忌、不良反应、变态反应、基于循证医学的用药指导等;用药管理包括医保政策用药管理监控、用药数量和费用管理、用药种类管理等。这些系统嵌入在医师/护士工作站、药剂科管理信息系统、医保管理部门和医政管理部门等。

(3)电子病历(EMR/EHR)和区域/国家卫生信息系统:普及应用电子病历可以明显提高医疗质量、减少医疗差错,这已被国际公认,欧美国家将普及电子病历作为解决医疗问题的主要方法。全世界各国都投入巨资建设基于电子病历的区域/国家卫生信息系统,以期实现减少医疗差错、提高医疗质量、提高医疗效率、降低医疗费用的目标。区域/国家卫生信息系统通过不同医疗机构之间的医学信息共享,帮助医师及时获得患者完整的临床信息,避免重复检查,实现合理诊疗,同时也支持管理部门及时有效地监管医疗行为。

(4)临床路径和临床诊疗指导:前面章节已经详细讨论,在此仅列出条目。

(5)数据仓库/数据挖掘/统计分析:前面章节已经详细讨论,在此仅列出条目。

(6)流程再造:一个典型的实例就是缩短平均住院时间的研究工作;流程再造涉及医院工作流程的各个环节,都与提高医疗和服务质量有关。

(7)新技术应用:如患者条码/RFID腕带、移动医师/护士工作站、决策支持系统等众多新的IT技术应用,对提高质量管理水平具有明显的效果。

(8)家庭医疗服务:未来的医疗保健是从医疗向保健发展,从医院向家庭发展,这才是真正以患者为中心的医疗保健工作。建设区域/国家卫生信息系统的一个重要目标,就是进一步支持社区医疗,提高健康保健水平。目前医院针对患者家庭医疗服务的项目也在发展,如糖尿病患者家庭血糖管理系统、心脑血管疾病患者家庭医疗监控和报警系统等,都代表了以患者为中心,以提高健康水平为目标的医疗发展方向。保健器械与数字设备互联标准化团体(Continua Health Alliance)正在制订的家庭健康管理/监护设备信息接入互联标准就是适应这种趋势开发的标准,有人估计这是未来医疗的潜在大市场。

第三章

病案管理概论

第一节　病案与病案管理的命名和定义

一、病案的定义

我国地域辽阔，历史悠久，传统医学对患者的诊疗记录称为诊籍、医案或脉案，现代医学则有病案、病历、病史之称。我国卫健委于1953年将诊籍、医案、病历统称为病案。目前，临床对医疗记录最常用病案和病历这两个术语。从表面字义上看，案有案卷之义，历有过程之义。当医疗记录未完成、未归回到病案科时，一般称为病历，如医师书写病程记录称之为写病历。当病案已回收到病案科，经过整理加工，装订成册时，可称为病案。有时，这些称呼混用。严格地说，病案与病历的区别是前者指已完成医疗活动的医疗记录，后者是指在医疗活动过程中的医疗记录。

病案是有关患者健康状况的文件资料，包括患者本人或他人对病情的主观描述和医务人员对患者的客观检查结果及医务人员对病情的分析、诊疗过程和转归情况的记录以及与之相关的具有法律意义的文书、单据。记录患者健康状况的记录可以是文字形式，也可以是图表、图像、录音等其他形式。它们的载体可以是纸张、缩微胶片、磁盘、硬盘、光盘或其他设备。

并非所有在医疗过程中所形成的文字都要进入病案，为了避免病历记录冗长，保存有效的信息，一些与医疗无关的过程记录不必保存在病案中，如：入院通知书、某些申请书、临床路径的患者表单等都不进入病历，也不能称其为病案的一部分。

目前，病案的称谓已不再仅指医疗记录，而是指更为广义的健康记录。这种改变首先出现在发达的国家，他们在20世纪90年代初开始使用健康记录这一名称。

这与家庭医师、社区医疗体系的建立关系密切。通过家庭医师或诊所的初步诊疗、健康检查,记录个人健康历史,补充了医院接诊前和医疗后患者的健康信息,形成完整的个人健康档案。病案信息管理也涉及这些资料的收集与管理,这也是医疗记录演绎为健康记录的原因。

一份合格的病案应当能够准确地回答"谁""什么""为什么""什么地方"和"怎么样"等问题。具体地说就是病案记录的内容要能够明确的表达医疗的对象是谁? 开出医嘱的是谁? 执行医嘱的是谁? 接受医疗的是什么疾病? 为什么要这样医疗? 医疗操作在什么地方进行? 医疗活动是如何进行的? 病案除了能够回答上述问题外,还要强调记录的完整性、及时性、准确性和一致性。对于病历记录的完整性、及时性,卫健委在《病历书写基本规范》中有明确的要求,指出病案应当包括哪些内容,什么记录应当在什么时间内完成。而准确性和一致性属于病历的内涵。一份好的、合格的病案,病程记录应该包涵能够支持医师诊断的内容,同时还应能够证实医师所采取医疗行为的合理性。或者说,病案首页与病程记录应当是高度一致性。一份高质量的病案应当包含对病情的分析,甚至当前国内外对该疾病的认识和对该疾病检查及医疗的措施等内容。

二、病案管理与病案信息管理的定义

病案管理是指对病案物理性质的管理,即对病案资料的回收、整理、装订、编号、归档和提供等工作程序。病案信息管理除了对病案的物理性质管理外,还包括对病案记录内容的深加工,由病案资料中提炼出有价值的信息,并进行科学的管理,如建立较为完善的索引系统,对病案中的有关资料分类加工、分析统计,对收集资料的质量进行监控,向医务人员、医院管理人员及其他信息的使用人员提供高质量的卫生信息服务。病案信息管理是病案管理高级阶段,是病案管理本质上的飞跃,它需要更高的技能、更好的工具和更复杂的加工方法。

20 世纪 80 年代初期,针对病案管理工作内涵的发展及变化,国际上普遍认为"病案管理"的称谓过于狭窄,不能涵盖其专业的所有方面,并就是否更名为"卫生信息管理"更能表明专业的特点进行了讨论。在 20 世纪 90 年代初,美国、澳大利亚等国家纷纷将病案管理专业更名为卫生信息管理,杂志、学会组织也更名为卫生信息管理杂志,卫生信息管理学会。实际上卫生信息管理的含义远大于病案信息管理的概念,任何与卫生相关的信息都属于这个范畴,如医学杂志、期刊、流行病管理等。因此,病案信息管理的称呼更为严谨、科学、贴切,更符合专业的特征。

目前,我国正处于从病案管理阶段过渡到病案信息管理阶段。大部分地区的病案管理手段落后,方法陈旧,内容简单,目标较低。少数医院的病案管理已走向精细化、数字化、信息化的轨道,但也处于初级阶段。虽然在工作中,病案管理和病案信息管理这两个术语常常被混用,但病案管理的名称只是习惯用语,它通常所指的是病案信息管理的含义。

病案管理学与病案信息学也是两个可以混用的名称,准确的名称是病案信息学,它是研究病案资料发生、发展、信息转化、信息传递、信息系统运行规律的学问。它是一个实用性的边缘学科。除病案管理、疾病分类、手术分类等自身专业外,还涉及基础医学、临床医学、流行病学、心理学、组织管理学、统计学、计算机技术和国家政策及法律法规等相关专业内容。病案信息学的研究对象是病案管理、病案部门组织、信息加工技术、方法和标准。病案信息学的任务是通过理论研究,总结出一套行之有效的技术、方法和标准指导病案实际工作,使病案资料的收集、整理、分类、存储、信息加工、资料或信息的提供、病案管理的质量监控、病案书写质量监控等工作流程更加简便易行,更符合时代的特点、客观实际的需要。病案信息学还应当研究病案教学的规律,通过正规专业教育及继续教育指导人才培养。

第二节　病案信息管理工作的基本范畴和作用

一、病案信息管理工作的基本范畴

(一)收集

病案资料的收集是病案信息管理工作的第一步,也是基础工作。在这一过程中要强调掌握收集资料的源头。对于门诊病案,资料源头通常始于医疗就诊卡建卡中心或挂号室。因此,建卡中心和挂号室应作为病案科的一部分,这有利于工作流程的顺畅。

建卡中心是近年来出现的部门,它的职责是为每一位就诊患者建立一张磁卡。磁卡可分为一般磁卡和集成电路(integrated circuit,IC)卡。IC卡又可分为接触式和非接触式。磁卡一般含有患者的身份(identity,ID)信息,可以唯一标识患者。磁卡号一般不是病案号,但应当与病案号建立关联。磁卡可存放也可不存放钱,医院各科室之间的业务可以通过磁卡建立联系,也就是所谓的一卡通。

挂号室与病案工作有密切关系。患者挂号后,患者挂号的科别、病案号信息应立即传送到病案科,以便迅速将病案送到相应的临床科室。预约挂号的信息要提前传送,以便病案科提前做出准备。原则上病案由病案科传送,不应让患者自己去病案科索取病案,在病案管理中形成闭环,一方面是方便患者,体现病案服务。另一方面是保证病案的安全,避免病案丢失。

第二个收集门诊病案信息的环节是在新建病案处。对于每一个需要建立医院保存病案的患者,此时是最佳收集患者最基础的个人资料处所,包括姓名、性别、年龄、职业、籍贯、身份证号、户口地址、现居住地址、工作单位、电话等。这些信息是建立患者姓名索引和病案首页所需要的原始资料。门诊病案的其他资料还包括医师记录及各种检验报告。由于检验报告一般都是后送到病案科室,因此及时、准确地将这些资料归入相应患者的病案中极为关键,他们是医师对患者执行医疗计划的依据。

对于住院病案,工作流程应始于住院登记。住院登记工作在住院登记处,由于住院登记处涉及财务收费,所以一般归属财务处领导。住院登记处是收集患者身份证明等基本信息最佳的处所之一,这些信息将用于建立患者姓名索引,作为病案首页的原始资料,而且其入院诊断等信息也是今后统计比较的资料。从信息管理的原则来说,应当让最关心这些信息的部门来把控信息收集的门户,也就是由病案管理人员来负责信息的登记,其质量将会得到更大的保证。

病房是住院患者治疗信息的采集处,主管医师要注意病历资料的完整性,病历包括:①病案首页。②入院记录。③住院记录(包括病史——主诉、现病史、既往史、家族史、个人史、月经史、婚育史,体格检查,实验室检查,初步诊断,拟诊讨论)。④病程记录:按照日期排放,先后顺序排列,其中包括会诊记录,转科记录(转出记录),转入记录,交、接班记录,麻醉记录,手术记录,术后病程记录,阶段小结,出院记录(或死亡记录),死亡讨论。⑤辅助检查:特殊检查(或治疗图表)、常规化验检查登记表、各种化验回报单、病理检查报告单。⑥体温单。⑦医嘱单。⑧各种手术及操作知情同意书。⑨护理记录。⑩知情同意书。⑪随诊信件。

无论是门诊还是住院资料的收集都将涉及病案表格。进入病案的所有医疗表格,都应经过病案表格委员会审核,其最重要的常务工作人员就是病案人员。或者说,所有医疗表格的设计、制定通过表格委员会的认可后,在印刷之前还必须由病案科审核方可印刷。表格设计、审核是病案科工作内容之一。

(二)整理

病案整理是指病案管理人员将收回的纷乱的病案资料进行审核、整理,按一定的顺序排列,将小纸张的记录粘贴,形成卷宗。整理过程也是对病案完整性的审核及检查过程。门诊病案的整理主要将记录按日期的先后顺序排放、粘贴。住院病案的整理则分为 3 种排列方式:第一种是一体化病案(integrated medical record,IMR),即将病案记录完全按日期先后顺序排放;第二种是按资料来源排列的病案(source-oriented medical record,SOMR);第三种为按问题排列的病案(problem-oriented medical record,POMR)。第一种方法不利于资料的比较,因而现在不使用。第二种是目前普遍使用的方法。第三种则是应提倡的方法。在发达国家,按问题排列的病案主要用于教学医院中。在我国社区医疗记录中可见这种管理模式。按问题排列的病案有结构化的特征,适用于教学医院,有利于电子病案的记录。

患者在住院期间的病历一般采用上下翻动病案夹,这是为了方便医师书写与阅读。经过病案整理环节后的病案最好采用书本式装订(左侧装订),应避免上装订方式。

(三)加工

医师记录的内容是原始资料,将病案资料中的重要内容转换为信息称为加工。加工一般是围绕着目标而设计收集的信息内容。手工加工的手段一般是采用索引形式,这种方式对深度信息提炼有一定困难。电子加工的手段通常是采用数据库形式,这种方式对于数据可以进行统计、分析、比较,还可以提示监测的信息等。如,需要对随访病案的信息加工,凡符合条件的疾病就可以通过计算机提示需要进行信息摘录。同样,对需要向患者、医师反馈的信息可以提示反馈的时间等。

目前我国病案信息管理的加工主要是对病案首页内容的加工,几乎所有的医院都将病案首页信息全部录入计算机,病案首页中疾病诊断是采用 ICD-10 编码,手术操作是采用 ICD-9-CM-3 编码。病案首页内容的加工只是对病案基本信息的提炼。对于随访信息、某些专题研究信息的加工只存在于个别医疗机构中,而且加工方法还处于初级阶段。对于病案资料的深度加工有待于电子病案的实现之后才有可能。

加工还应包括将病案资料的载体由纸张转化为缩影胶片、光盘甚至将病案资料录入并存储到计算机硬盘的操作。将纸质病案转为电子病案的形式存储是病案发展的方向。欧美国家在 20 世纪 50 年代开始采用缩微方式保存病案,随着科学技术的发展,以后又应用了缩微数码技术,现在主要重点是发展电子病案。当前他们也存在将历史的纸质病案转换为电子病案的问题。真正意义的电子病案是指病案的全部内容可以随意确定检索的主题词。我国卫健委则确定电子病案是指具有合法电子签名的电子载体记录。电子病案是信息加工的最好基础,优点主要包括可以降低医疗费用,提高医疗安全,提高工作效率。因此,电子病案成为世界关注和开发的重点。2004 年,美国总统布什签订了一个命令,建立了国家卫生信息协调办公室,提出 10 年内在全美范围内将病案信息电子化。法国的全球最大的民用计算机工程是投入 60 亿英镑(90 亿美元)用于电子病案。目前,由于计算机的广泛普及,医院越来越多的设备是数码设备,使运行病案电子化提到了议事日程。而历史病案的电子化则主要采用影像扫描方案。由于单纯缩微方法不利于计算机的检索,以及设备的专用性过强,一般医院都不采用,一些已采用缩微保存病案的医院为了使其可以在网络上运行,则将其转为电子方式。而缩微数码方式则由于需要双重维护而一般医院也不采用。

(四)保管

保管是指病案入库的管理。对病案库的环境有一定的要求。如病案库的温度、湿度、防尘、防火、防虫害、防鼠、防光等。

病案的保管一定要有科学的管理方法,如科学的病案排列系统、病案编号系统、病案示踪系统。而且还应当有好的管理制度,如病案借阅规定、防火、防盗制度等。

在病案信息管理方法中,没有最好的病案信息管理体系,系统、流程合理适用就是最好的。要保障病案的及时回收入库,要能说清病案的去向,要随时保证病案处于可用、可获得的状态。病案的保管应视各医院的条件、环境、病案流通量等诸因素来决定采用某一管理体系。较为理想的保管病案体系是:单一编号＋尾号排列＋颜色编码＋条形码＋计算机管理。

单一编号可以保证病案的唯一性,可以使医师一次性、不会遗漏地获得患者全部资料。尾号排列可以加快纸质病案的检索、归档速度,而且可以保证工作面的平均和最大限度减少病案移架的情况。颜色编码可以减少病案归档的错误率,即使发生错误也可以在最短的时间内给予纠正。条形码则可以有效地控制病案的去向。条形码与计算机管理则提高了病案管理的准确性和工作的效率。

(五)质量监控

质量控制是病案科的一项重要工作,它是通过查找质量缺陷,分析造成缺陷原因,最终达到弥补缺陷(提高服务效果、降低成本、增加效益等),避免缺陷的再发生等目的。

病案质量监控包括病案管理质量与病案内容质量管理两部分。病案管理质量监控是指对病案信息管理工作的各个流程进行质量检查、评估,如出院病案的回收率、门诊病案的当日回库率、疾病分类编码的准确率等。通常,对病案本身记录的缺项检查也包括在管理质量控制范畴;病案内容质量监控主要通过病案书写质量检查进行监控,从格式到医疗的合理性等各方面的监控。监控包括环节质量监控和终末质量监控,它是医疗质量监控的重要手段之一。病案管理质量监控一般由受过病案信息管理专业培训的人员来完成,病案内容质量监控需要有良好医学背景的人员来完成。

在发达国家,早期的医疗质量监控是通过对医师资格的认证、对医师某项医疗准入的授权以及通过同行检查方式来实施质量控制。而当今医疗质量监控是通过对设备及工作方法的标准化来获得保障。因此,现在的医疗质量监控方法必须是传统与现代的结合。由于病案可以在一定程度上反映医疗效果及工作流程、工作效率的情况,因此病案成为医疗质量监控的资料来源之一。病案质量监控的方法通常是采用如下步骤:制订标准、执行标准、检查执行情况、反馈。目前我国病案的质量监控重点已逐渐转向在院患者运行病历质量监控,目标管理、科学的质量监控体系还未建立,质量监控方法也亟待提高。

(六)服务

病案只有使用,才能体现其价值。使用病案的人员除医师外,其他医务人员、医院管理人员、律师、患者及家属、医疗保险部门等都需要使用。越是近期建立的病案,使用频率越高。越是有价值的病案(特殊疾病、特殊人员、死亡病例),使用频率越高。保管好病案的目的是为了更好地提供利用。因此,病案信息管理人员不得以任何理由来限制病案的合理、合法利用。医疗机构也应当为病案的利用提供人力、物力保障,包括适当的空间和设备。

病案信息作用的体现同样是利用而不是看管。因此,病案信息管理的一个重要环节是服务。服务分为两类,一类是被动性的,是根据用户的需求提供信息或病案。如提供门诊、急诊或住院医疗所需要的病案;另一类是主动性服务,如主动地向医务人员通报存储的病种信息、管理信息、协助医务人员及医院管理人员设计研究方案,利用专业数据库查询研究数据,摘录数据和处理数据等。

病案资料的社会性利用在近年来有较大的发展,首先是患者流动性大,需要持医疗文件转诊。其次是医保部门的审核,需要患者提供病案复印件。这些使用都获得法律法规允许,病案科应给予提供。

二、病案信息的作用

一份病案可谓集医疗信息之大成,一些病案资料本身就具有信息的特征,例如:使用者可以直接从检验报告的数据中获得信息,了解患者的疾病严重程度。病案所具有的信息作用主要是那些能直接供医疗服务的资料,还有一些病案资料需要通过加工才能具有信息作用,属于管理信息类。总之,病案具有备忘、备考、守信、凭证的功能,这些功能在医院中发挥着不同的作用。

(一)医疗作用

病案的医疗作用主要是备忘。没有一个医师可以永久记住一个患者的健康历史,特别是一些细节。

在现代社会中,医疗是一个整体行为,医师、护士和医疗技术人员都直接参与到患者的医疗过程中。医院的设置可以没有某一临床专科,甚至仅有一个专科也可以从事医疗服务,但是没有病案就无法进行正常的医疗活动,它不仅会使每一位参与医疗的医务人员对患者提问相同的问题,而且还可能会对患者采用相同的检查,导致过度医疗、浪费医疗甚至错误医疗的行为。

病案记录是医务人员对疾病诊断治疗的依据,病案资料可以维系医疗团体内或医疗机构之间的信息传递,成为医务人员工作的桥梁、纽带。病案的备忘功能使医务人员在短时间内便可复习到患者健康史、家族史、既往病史,近期用药史、医疗史、药物过敏史等重要的信息,它对于当前患者病情判断、诊疗计划至关重要。

(二)临床研究与临床流行病学研究作用

临床研究与临床流行病学研究是利用了病案的备考功能。临床研究主要是对案例的研究,即个案或多个案例的研究。临床流行病学的研究则是对案例相关性的研究,对疾病在家族、在人群流行与分布的研究。上述的研究是通过统计分类、比较、观察病例之间的特性、关联性以获得对疾病发生、发展规律的解释,找出最佳的治疗方案。如果要充分发挥病案的备考作用,仅病案的本身还不够,必须根据不同的目标建立完善的索引系统作为辅助。

(三)教学作用

利用病案进行临床教学同样是利用病案的备考作用。没有一种疾病的临床表现是完全相同的,不同体质、不同年龄对疾病会有不同的反应。教科书中是典型病例,典型的症状、体征,当然也就只能提供典型的诊疗方案。而病案的多样性使病案被誉为活的教材,病案作为教材的优点在于它的实践性,它记录人们对疾病的认识、辨析、治疗的成功与失败的过程。

(四)医院管理作用

病案在医院管理中的作用也是利用病案的备考作用。病案中包含了大量人、财、病症、手术操作信息,通过对病案资料的统计加工,便可以了解医疗水平、管理水平,从而提高对医院的效率管理和医疗质量管理水平。例如,门诊量的增减、住院病种的变化、住院天数长短、医疗付费的多少、医疗质量的高低都是医院管理者感兴趣的内容。统计、分析这些变化的原因对医院制订管理目标、评价管理质量有极其重要的意义。

病案对医院管理的作用是近年来才被逐渐认识到的新作用,对其管理信息的挖掘方法及信息的使用方法仍有许多待研究的课题。

(五)医疗付款作用

医疗付款作用是应用病案的凭证功能。随着我国医疗改革的深入,基本医疗保险制度、商业医疗保险制度在我国的逐步开展,病案在医疗付款中的凭证作用日益显现。病案如果丢失,在医疗付款中失去了凭据,将会遭到拒付。如果医嘱中记录了抢救费,病案记录中必须有抢救记录证实抢救的存在。如果医嘱中收了 CT 检查费,则病案中必须有 CT 检查报告,否则视为未执行检查拒付检查费。这对病案记录的完整性、保管的完好性等提出了严格的要求。

在美国,1983 年就开始了以"疾病诊断相关组(diagnosis related groups,DRGs)"为标准的"预付收费(prospective payment system,PPS)体制"。它是按病案中记录的疾病进行国际疾病分类编码,再归纳入"相关疾病诊断分组"相关的组别,并以它计算出收费的指数。"相关疾病诊断分组"近年来在国际上相当流行,欧美国家、亚洲国家甚至我们国家的香港和台湾地区,都采用了类似的收费体制。在这种收费制度下,规定了各种疾病的收费标准。因此,病案记录中的疾病诊断,疾病的编码都成了收费的关键。

在我国,"疾病诊断相关组"虽然还处于研究阶段,但单病种结算的办法却如雨后春笋般的在全国范围内产生。单病种结算办法简单、易行,但存在更多不合理的因素,因此被认为是一种过渡的办法。2010 年,卫生部在全国范围内试点使用了 112 个疾病的临床路径,今后还将逐步地扩大临床路径的病种,而这些也是医疗付款的可能依据。上述种种,很大程度依赖于病案的凭证作用,医保部门对病案核查已成为惯例。

(六)医疗纠纷和医疗法律证据作用

守信是医患之间建立的法律关系。医患关系是特殊的消费者与服务者的关系。患者向医疗机构购买服务,医疗机构为患者提供服务,同时也向患者承诺服务的费用和质量。医患之间也就存在守信的问题。

医疗是一个高危市场,医院是以患者为医疗对象,极容易出现医疗意外、医疗事故、产生医疗纠纷和法律事件。在病案中,有一系列的患者或家属签字文件,如住院须知、手术同意书、危重病情通知书等。这些患者或家属签字的知情同意书等文件赋予医院某种权利,它具有法律作用。在法院判案时,病案几乎成为唯一的证据。如果病案记录不恰当、不完整、不准确、有不合法的修改等,在法庭上都将是不利的证据,医院提供不出病案其后果则更为严重。

除守信功能外,医疗纠纷和法律依据的作用还涉及病案的备考功能,它可以证实医疗活动的真实性。

(七)医疗统计作用

病案在医疗统计中同样是利用病案的备考作用。病案涵盖了患者身份证明和有关医疗活动的信息,是医疗业务活动数量和质量统计分析的原始资料,医院领导制订计划,监督和指导工作所需要的统计数据,国家规定的医疗统计指标都可从病案信息中取得。医疗统计数据可为国家卫生统计部门提供疾病分布、发病率、死亡原因等数据,为研究疾病的防治和监测提供参考。

(八)历史作用

病案的历史作用是利用病案的备忘和备考作用。病案记录了个人的健康历史,也记录人类对疾病的抗争史,同时病案记录也可以反映某一历史时期的特殊历史事件。例如,现在不少人到医院要求提供出生记录,以作为移民到国外的证件。又如,北京协和医院的病案记录统计表明,日本侵华期间使用了细菌战毒杀我国人民,结果华北地区霍乱病例明显增加。有人甚至利用病案来研究妇女在某一时期内与男人的地位差别。

三、各类人员与病案信息

病案信息管理工作不仅是病案专业人员的责任,也是全体医院职工的共同责任。每一人对病案都负有一定的责任。病案是医院的财产,要保证病案的正常流通,保护它的完整性。

(一)医院管理人员

医院管理人员负责选派适当的人员负责病案科工作。病案信息管理是专门学科,不是什么人都可以胜任此项工作,也不是医院内部调整一些人员可替代的。病案科的负责人应当具有专业能力,有一定的实际工作经验和组织能力,具有较强的人际沟通能力。负责人的选择,应避免只注重学历而忽视能力的情况,其他专业人员必须经过若干年的锻炼才能做病案科的负责人。

随着现代科学技术的发展,病案科工作使用计算机越来越普遍,不能掌握计算机的应用,不能掌握一定的医学知识、病案管理知识的人,根本不能任用病案管理工作。

医院管理人员应在人、财、物等方面给予病案科适当的支持,并监督、督促病案信息管理工作,了解病案信息管理工作的内涵,协调病案科与全院的工作关系。

(二)医务人员

医务人员是病案记录者,他们包括医师、护士和医疗技术人员。

病案价值取决于医务人员的记录,在垃圾数据的面前,病案人员也将束手无策。卫健委对病案记录有一系列的规定,医务人员必须遵守国家和卫健委颁发的法律法规,执行有关病案记录书写的规定,医务人员应当准确、完整、详细记录诊断治疗、检查、护理过程及结果,及时采集有关患者的健康信息及有法律作用的签字文件。在医疗过程中,医务人员是病案资料的主要负责人,要保证病案的安全,病案信息不外泄。当医疗活动结束后,医务人员仍有责任协助病案人员保管好病案。

医务人员借阅病案时,一般要在病案科内参阅,而且要严格地履行借阅制度。在使用病案时要爱护病案,不能涂改,私自隐匿保管。因某种原因外借病案时,要办理借阅手续,留下有效的联系信息,用毕病案后应当立即归还病案科。

(三)病案信息管理人员

收集、整理、加工、分类、统计、保管病案信息并提供病案信息的服务是病案信息管理人员的职责。病案人员一定要有严谨的工作作风,甘于奉献的服务态度,合理的管理手段和与时俱进的进取精神。要提倡主动的服务理念,对于合理、合法的病案使用者,应尽量满足他们的要求,提供良好、热情的服务。对于不符合要求的病案使用申请者要坚持原则,遵守职业道德,严守患者的隐私,保护医院、患者的利益。

(四)患者

病案是医院的财产,患者无论何种理由,都不可随意拿走属于医院财产和国家授权保管的病案。由于病案内容是患者专有,因此患者可以根据卫健委关于病案复印的有关条例申请复印。患者应提供真实、可靠的个人信息和病情描述,如果由于个人原因造成错误的,患者本人应承担法律责任及可能的经济责任。

第三节　病案信息管理发展的历史回顾

一、中国病案与病案管理发展回顾

医学发展史与病案发展史的轨迹是齐头并进的,有了医学便有病案。远古时代医药传说有"神农尝百草、伏羲制九针"。根据传说,伏羲属海岱民族(又称泰族),是东夷人的祖先,所处时代约为旧石器时代中晚期(距今 4000～10 000 年前)。伏羲曾教民众结网,从事渔猎畜牧,因此,将其视为原始畜牧业时期的代表。伏羲使用画八卦的方法记事,这比结绳记事有了较大的进步。神农尝百草,伏羲制九针,从那时起,人们开始用草药和针具治病。在远古时期,除传说外,由于尚无文字,所以反映医学发展的遗迹是石刻,或刻录在山洞石壁、石柱,或刻录在墓门、墓壁上。

我国的医学档案起源于何时,尚未清楚。已知我国最早的医学文字记录可追溯到 3500 年前的商代。根据考古,商王朝后期都城遗址,位于河南省安阳市西北郊洹河两岸,又名殷墟,面积约 24 平方公里。据文献记载,自盘庚迁都于此至纣王(帝辛)亡国,整个商代后期以此为都,共经 8 代 12 王、273 年。年代约为公元前 14 世纪末至前 11 世纪。在 1899 年清光绪 25 年,在河南安阳出土了大量的甲骨文,出土的商代甲骨文记录了打仗、祭祀、出巡、狩猎、疾病等情况。

较甲骨文晚些时候的是简版,单一竹片为"简",多片编连为"策"。单一木片为"牍",较为狭的版叫"木简",许多版、牍相连为"函"。我国先后在湖南长沙,湖北江陵、云梦,山东临沂,西北敦煌、武威等地发现了大量的秦、汉简册档案。2001 年,考古学者还发现 1200 多块战国时期的简牍,破译了许多千古之谜。1977 年在安徽阜阳双古堆第二代汝阴侯夏侯灶墓出土的汉简。夏侯灶卒于汉文帝前元 15(公元前 165)年,故《万物》的竹简抄本年代,在西汉初年。据竹简"出现的'越''符离'等春秋时期才有的地名",考证《万物》的撰写时代,可能是战国初期或春秋时代《万物》。《万物》记载的药物种类有 71 种,其中:玉石部5种,草部 23 种,木部 5 种,兽部 11 种,禽部 4 种,鱼部 11 种,果部 4 种,米谷部 4 种,菜部 4 种。此外,还有"莫盗""鼠享""大发""石卦"等待考。《万物》记载药物治疗的疾病,初步统计有病名 31 种,包括内、外、五官、神经等各科疾病。《万物》所记载的病症,如寒热、烦心、心痛、气奥、鼓胀、瘘、痤、折、瘘、痛、耳、惑、睡、梦噩、失眠、健忘等,皆流传于后世,其中有的至今仍被沿用。

帛是丝织品,作为书写材料,几乎与简册同时并行。1973年12月长沙马王堆3号西汉墓出土,约29件12万字,该墓入葬时间为汉文帝12年。根据书体、避讳字和帛书上出现的年内容,专家推定为秦末至西汉初抄写。有古医书《足臂十一脉灸经》《阴阳十一脉灸经(甲本)》《脉法》《阴阳脉死候》《五十二病方》《却谷食气》《阴阳十一脉灸经(乙本)》《导引图》《养生方》《杂疗方》和《胎产书》等。为迄今发现的较古医书。我国最早的病案记录是公元前200年西汉时的淳于意,史记扁鹊仓公列传记录了他写的病案25例,称为诊籍。

纸张产生于西汉,至东晋才逐步代替竹木材料。纸张病案至今仍为医疗记录的主要载体。在第二次世界大战中,缩影技术得到了发展,以后这种技术还应用到病案,成为新的载体。我国在病案中使用缩影胶片、胶卷是在20世纪80年代初期。而在20世纪90年代的中期,光盘作为医学记录载体的出现,同时,医学记录的某一部分采用电子形式也产生。

中国病案管理的历史可以追溯到商朝,从殷墟出土的大量医疗记录甲骨文。如此大量的甲骨文,必定有一定排列的顺序和管理。存于中国历史档案馆的中国皇室成的大量宫廷医案,也必定需要适当的管理,但具体的方法尚未有报道。

中国现代医院的历史可以追溯到19世纪初,大都是西方传教士来华建立的。一般认为现代病案管理是以北京协和医院1921年建立病案室为始,虽然北京协和医院的前身——北京施医院的医疗记录是1861年开始的,但当时没有专职的管理人员,只是简单的汇集,没有索引,没有管理。中国还有其他医院建立早于1921年,也都是有记录,没有管理。

建立于1921年的北京协和医院开创了现代病案管理的篇章。在开院的同时就建立了病案室,组织了相当完善的管理系统,建立有患者姓名索引系统、疾病分类系统、手术分类系统、病案编号系统、患者入院和出院登记等。1922年3月建立了医院病案委员会,推动着北京协和医院病案工作的开展。

二、外国病案与病案管理发展回顾

外国的医疗记录历史同中国一样久远,最早也可追溯到旧石器时代。在西班牙旧石器时代的山洞的墙壁上,发现一环钻和手指截断的侧面图,这大约在公元前2500年所作。

传说同样也是记录历史的一种方法。在埃及,传说在古埃及时代的透特(有4个不同的外文名称:Thot,Thoth,Anthothis,Althothis)是医学之神,文字的创造者。他被描述为人身朱鹭鸟头,他著写了36～42本书,其中有6本是医书,涉及人体、疾病、疗病的器械、药物和眼病。这些书应是当地僧侣所著,由于透特是文字之父,所以僧侣们请他指正,这些书也归功于他。在埃及历史上,另一个半神半人的医学家是伊姆霍特普(Imhotep),他生活在金字塔时代(公元前2900年)。

伊姆霍特普被认为是Edwin Smith纸草(一种由纸莎草制成的纸)的作者,纸草是在19世纪由Edwin Smith发现。纸草是公元前1600年抄写的,长5米,宽33厘米,两面共记录了48例外科病历。每一病历的书写都有固定格式:标题(描述疾病情况)、检查、诊断和治疗。对每一病例,他都指出要或不要进行治疗。

在现代医院病案管理的历史上,世界上公认的第一个病案室是在美国波士顿的麻省综合医院(Massachusetts General Hospital,Boston,Massachusetts)。该院建于1821年9月3日,自建院起,就保存了完整的临床记录,并对所有病例进行编目。但直至1893年才感到需要将编目转为卡片目录。于是,他们请来了图书管理员协助做这项整理工作,用打字的方法将1870—1893年的编目资料在卡片上做编目索引。以后的3年间,他们的卡片索引一直是由一位图书管理员协助做。到了1897年底,该院正式的聘用了一位图书管理员专职从事病案管理工作,做索引卡片也就成为她的一部分工作。因此,人类的第一个医院病案室就被认为是建于1897年。第一位病案管理员是Mrs Grace Whiting Myers,她是北美病案管理协会的第一任主席和美国病案协会的荣誉主席(1859—1957年)。

第四节 病案信息管理的发展趋势

我国病案(卫生信息)管理的发展迅速,但不平衡。在经济发达的地区,不少医院已建立院级局域网。总体上讲,病案信息管理的发展趋势正逐步向信息管理,向计算机化方向发展。今后病案(卫生信息)管理的发展趋势是:

一、支持医院经营管理

医疗产业概念在今天并不鲜见,医院管理的一个主要工作是经营管理。因此,今后医院的管理者不一定是临床医师,而应当是具有一定医疗知识的经济师和专职的管理人员。医院之间存在竞争,这种竞争主要是服务质量的竞争。

医疗效率是医院经营管理的重点,要控制患者合理的住院天数。医疗收费的模型一般是呈偏态分布,即主要的医疗活动集中在住院的初期,而后期医疗活动减少,处于康复期。有效地减少住院日将会起到提高病床周转次数、增加医疗收入的作用。

经营管理要逐步走向精细化,要管理到人,管理到病种,管理到环节。聪明的管理者会主动地适应时代的发展,主动地转变观念,从长官意志管理和经验管理逐步向科学管理过渡,懂得利用病案信息进行医院的经营管理才可能是科学的管理者。

病案是医院经营管理的有效资料来源,它包含了费用信息、患者住院日信息、医师信息、疾病及手术信息等,当这些信息被分析利用时,将会产生良好的经营管理效果。

二、支持医疗管理

医疗质量与医疗安全是医院管理永恒主题。临床路径不仅可用于费用管理,也可以监管医疗过程,了解医疗过程中的变异因素。医疗准入也是医院管理的重点之一,可以有效地减少医疗纠纷,提高医疗质量。对于有创操作、手术等应当分级分类,只有当施行的操作达到一定数量的第一助手,才可以在上级医师的指导下操作,在操作积累到一定的数量级后才可以独立操作。这些规定不仅与医师的职称相关,更重要的是与经验相关,与能力相关。医疗准入制度可以有效地降低医疗事故,减少医疗纠纷,保障医疗安全。

三、评估评价医疗水平

病案记录了每一病例的施治情况,反映了医师的医疗水平。最近几年已被卫健委纳入医师晋升、评估医师医疗水平的主要内容之一。作为考评每个医师的业绩,这是可靠、可行的方案。

四、作为医疗纠纷和法律案件证据

2002 年国务院颁布新的《医疗事故处理条例》,随后卫健委颁发了病案管理的配套文件。当时的"举证倒置"法律要求使医院负有举证的义务,医疗纠纷也直线上升。只要是医疗纠纷,必定要涉及病案。2010 年《中华人民共和国侵权责任法》虽然修正了"举证倒置"法律要求,但也明确医院要为患者保管好病案,提供病案复印。病案仍然是解决医疗纠纷的重要法律依据。

五、病案管理向病案信息管理方向发展

病案的作用已不仅是传统的医疗作用,它的作用得到扩展、延伸。原始病案资料在许多场合已不能满足各方面的要求,因此需要对信息加工和管理。目前,我国医院的病案信息加工基本上限于病案首页,这还仅是初步的、基本的信息管理。病案还存在丰富的信息,有待开发。病案信息还可以与其他管理信息结合,发挥更大的信息作用。

病案管理朝病案信息管理方向发展的具体表现是电子化病案。在当今的电子(electron,E)时代环境下,卫生也是 E 卫生,病案也必然要 E 病案。电子病案的概念绝不是一般地利用计算机的录入、输出功能,目前不少医院都存在简单地利用预先写好的某种疾病的病例模版,将同种疾病不同患者的病历套入。这是一种简单的复制,失去了每个病例的特异性,医务人员由于工作繁忙,常常发生不能将不同的情况完全修改后完成病历,出现了男性患者受孕 3 个月、女性患者的阴茎发育正常的记录。

电子病案概念是无论患者在医院的任何专科治疗,都可以获得在医院各部门治疗的医疗信息;电子病案有警示系统,当出现不正常的化验报告时或药物配伍有禁忌时,计算机可以发出警告;电子病案系统还应当有电子资料库的支持,连接到一些电子图书、杂志资料库。当需要了解某种病的最新诊断、治疗方法时,可以获得参考资料,循证医学的方法可以直接引入病例治疗。实施电子病案在技术上没有困难,它的瓶颈是标准、观念,当然经费也是一个极为重要的因素。

六、对传统纸张病案及索引的电子化加工

在对新信息收集、加工和管理的同时,传统的资料也存在加工管理、快速传输的要求。这是一项早晚都要完成的工作,也是一个阶段性的工作。一旦完成了转换,对于不再使用的纸质病案可以择地另存,对于超过保存年限的病案,也可以销毁。

纸质病案转换为影像病案一定要考虑医院电子病案的进程,最好与医院的电子病案系统同步。在销毁超过保存年限的病案时,应严格地按照规定执行,对于患者姓名索引一定要永久保存。

第五节 病案信息管理教育与学术组织

一、病案信息管理教育

（一）中国的病案信息管理教育

我国现代病案管理始于 1921 年北京协和医院病案室。在这漫长的岁月里，都是以师带徒的形式培养病案管理人员，没有专业教育。1964－1965 年两年间，北京协和医院采用护校三年级学生到病案室接受系统病案专业教育，培养了 12 名学生充实科室工作。1985 年，北京市东城区卫生学校举办了第一个正规学历教育的中专病案班，学生为已工作的各类人员，学制 30 个月。之后，全国病案中等专业教育如雨后春笋，发展至今有 40 余所院校，招收的学员为中等专业毕业生，学制为 3～4 年。1993 年，病案信息管理专业列入《中华人民共和国普通中等专业学校专业目录》。全国第一个医疗信息管理大专班于 2000 年在首都医科大学燕京医学院（原北京医学高等专科学校）开办，随后又有江苏、湖北等几个省设立了卫生信息大专班。2001 年北京卫生学校开办了第一个高等职业病案班，为适应医院现代化信息化发展的需要，2002 年首都医科大学在北京市东城区卫生学校开办病案信息管理成人大专教育。2005 年北京大学医学网络学院与北京市东城区卫生学校联合开办卫生信息管理专科升本科教育。1986 年病案信息管理课程在一些大学本科也有引入，如武汉同济医科大学的图书管理系、湖南湘雅医科大学医药信息学系等。国际疾病分类课程在山东潍坊医学院作为学生的选修课程。沈阳医学院、新乡医学院等院校还设有本科医学信息专业，其专业重点虽是在图书，但其他课程基本与病案信息管理专业需求相同。

病案信息管理的非正规教育始于 20 世纪 50 年代，北京协和医院王贤星教授为全军军区总医院、全国铁路中心医院培训病案人员。卫健委举办的第一个全国病案信息管理培训班是由北京大学人民医院的李铭主任举办。"文化大革命"以后，1981 年卫健委委托北京协和医院病案科为全国举办一期病案信息管理学习班。从此，病案专业的培训班从深度及广度方面都在不断发展、扩大。今天，全国每年都举办有数十个专业学习班及学术讲座。20 世纪 90 年代中期，病案培训班成为继续教育的手段，参加者被授予继续教育学分，学分分为一级学分（部级）和二级学分（其他级别）。晋升中高级职称的人员要求每年一定要有继续教育 25 学分。

(二)外国的病案信息管理教育

美国于 1935 年在 4 所大型医院中开展了病案管理专业教育。其中 Minnesota 州的圣·玛丽(St.Mary)医院由于是学院的附属医院,因而它是第一所授病案学士学位的单位。到 1994 年统计表明大约有 230 所大学或学院培养卫生信息管理人员,其中约 50 所授学士学位,180 所授副学士学位(相当于我国的大专毕业文凭)。

世界上,除美国和澳大利亚有正规的学校教育外,加拿大、印度尼西亚、以色列、新西兰、英国、德国、韩国、马来西亚等国家也有相应的病案管理教育。美国和澳大利亚还有硕士和博士教育。

继续教育是知识更新的必要措施。每一个专业人员无论学历多高,职称多高,都有接受继续教育的必要性。2002 年美国的病案专业人员改称为注册病案信息管理员和注册病案信息管理技术员,根据美国卫生信息管理学会的要求,他们自 1975 年开始每年就要分别接受 15 和 10 个学时的继续教育,否则注册的资格将被取消。

由于电子病案的发展速度迅猛,一些发达国家认识到病案专业教育的迫切性。美国卫生信息学会提出 2005 年以后,病案的硕士教育作为病案专业学科的基础教育。鼓励病案工作者重返学校学习。

二、病案信息管理学术组织

(一)中国医院协会病案管理专业委员会

我国第一次全国性的病案统计会议是 1981 年在南京召开的。从此,病案的学术活动逐渐活跃,各地学术组织纷纷建立,北京率先于 1982 年由中华医学会北京分会医院管理学会建立了病案管理学组。1988 年,建立全国病案管理学术组织。2005 年更名为中国医院协会病案管理专业委员会。为了有利于学术活动的开展,委员会成立了病案质量监控学组、病案信息教育学组、《中国病案》杂志和"中国病案网站"。1992 年,我国病案学会以中华病案学会的名义加入国际病案协会(International Federa tion of Health Records Organizations,IFHRO)。据统计,目前我国省级学会有北京、天津、上海、河北、山西、黑龙江、辽宁、江苏、江西、福建、山东、湖南、广东、广西、四川、云南、陕西、宁夏、新疆。除省级学会外,一些市还建立了市级的病案学术组织,如江苏省的无锡市。

自第一次全国病案统计学术会议后,第二次全国性会议到 1988 年才召开。

1993 年以后,每年都召开一次全国性学术会议。

(二)国际病案组织联合会(IFHRO)

国际上,第一个病案学术组织成立于 1928 年,即北美病案管理学会。由于地域因素,这个以美国人为主的组织参与了一些加拿大人。直到 1942 年,加拿大病案学会才从中独立出来。英国病案学会由于第二次世界大战的影响,在战后 1948 年成立全国性学术组织。1949 年澳大利亚的两个州组成了学会,1952 年成立了全国性学会。第一届国际性病案学会是 1952 年在英国召开,当时有 9 个国家参加。国际病案学术会议每 4 年召开一次,但直到 1968 年才正式成立国际病案组织联合会。除了世界性的会议外,一些地区性的学术会议也在组织,如:欧洲病案学术会议每两年召开一次。2004 年在美国召开的第十四届会议上决定以后改为每 3 年召开一次学术会议。1992 年,我国病案学会以中华病案学会的名义加入国际病案组织联合会,成为该组织第 18 个会员国。2010 年瑞典、西班牙被接纳为新的成员国,目前会员国已达 20 个。

第四章

病案基础管理

第一节　患者姓名的索引

索引是加速资料检索的方法。通常索引需要将资料归纳成类、列成目录,并按特定的标记和一定顺序排列。病案中包含了很多有关患者、医师和医疗的信息,为了加速查找,都可以制成索引,如患者姓名索引、疾病索引、手术操作索引、医师索引等。

医院的工作是以患者为中心,接待着成千上万的患者。在每位就诊患者建立病案的同时为其建立姓名索引,这就标示着医院与患者建立了医疗关系。患者的姓名索引也就关联着患者和他的病案。任何医院、诊所及初级卫生保健中心都必须建立患者姓名索引,它可以是列表式的、卷宗式的或卡片形式。患者姓名索引是医疗信息系统中最重要的索引,通过它可以链接所有的医疗信息,患者姓名索引是通过识别患者身份来查找病案的,因此被称为患者主索引(patient master index,PMI)。在建立医院电子信息系统时,它将是最基础,也是应当首先考虑建立的索引。有条件的医院,应当使用计算机管理患者姓名索引。

在病案管理过程中,超过一定年限的病案可予以处理甚至销毁。但患者姓名索引不可以也不应该被销毁,它是永久性保存的资料。

一、患者姓名索引的内容

患者姓名索引中的内容可根据各医院或诊所的需要而设计。通常姓名索引中仅记载那些可以迅速查找某一病案的鉴别性资料。因此没有必要将医疗信息,如疾病诊断及手术操作等内容记录在患者姓名索引上。患者姓名索引的主要内容如下。

(1)患者的姓名(包括曾用名)。

(2)患者的联系地址(包括工作及家庭住址)。

(3)病案号。

(4)患者的身份证号。

(5)患者的出生日期(年、月、日)及年龄(也是鉴别患者可靠的信息)。

(6)国籍、民族、籍贯、职业。

(7)其他有助于鉴别患者身份的唯一性资料,如未成年人父母亲的姓名等。

(8)可附加的资料:住院和初诊科别、出院日期;治疗结果(出院或死亡);国外有些国家还要记录负责医师的姓名及患者母亲的未婚姓名。

由于姓名索引是在患者初次来院时建立的,因此比较费时,有一些资料可以在后期采集。如身份证号,它是鉴别患者最可靠的信息,理论上讲公安部门发出的居民身份证号码不存在重号,如果有可能应该让患者出示身份证,甚至采用二代身份证扫描的办法将照片信息采集下来。

姓名索引的内容也需要更新,如地址、年龄等。

二、患者姓名索引的作用

(一)查找病案

通过患者姓名索引查找病案号是它的基本功能和主要作用。

(二)支持医院信息系统主索引

患者姓名索引的内容也是医院信息系统的基本内容,其作用不只限于识别病案,还可以识别患者,联系患者所有的资料。

(三)支持患者随诊

在临床研究中,随诊是重要的环节。患者的个人信息和住址使医师可以与患者保持联系,获得患者出院后的信息。

(四)支持某些统计研究

可为某一目的的统计提供数据,如人口统计、流行病学统计等。

三、建立患者姓名索引的流程

(一)患者信息的采集

在门诊患者建立病案和住院患者办理住院手续时,应由患者填写身份证明资料,工作人员认真审核,要求每个项目填写完整、正确。

(二)核对患者身份证明资料

由病案科工作人员对患者填写的身份证明资料进行查重,以鉴别患者是否建有病案。

(三)填写患者姓名索引卡

如果患者以前没建立病案,患者姓名索引中就不会有他(她)的记录,应为其建立患者姓名索引卡(手工操作),并录入到计算机患者姓名索引系统的数据库中。

(四)患者姓名索引的保存

使用手工方法建立的患者姓名索引卡,应对患者姓名标注汉语拼音,按拼音顺序排列归入卡片柜内。也可以利用现代化的手段建立计算机患者姓名索引系统数据库,并编排储存。

由于目前不是每个医院都建立了门诊病案,因此凡有门诊信息系统的医院,均应为患者建立磁卡,磁卡的信息可以作为患者姓名索引的共享信息,只需要加入病案号,就可以成为患者姓名索引。

四、患者姓名索引的排列方法

患者姓名索引的最常见、最有效的编排方式是使用字母顺序进行排列,这在使用英文文字的国家做起来是很容易的。我国使用的是象形方块字,使用字母顺序编排索引是在有了注音字母以后才开始的,在这以前的索引是按方块字的特点采取偏旁部首和数笔画的方法。如字词典的索引、某种情况下人名单公布的顺序等。下面分别按我国及国外的不同的患者姓名索引的排列方法进行介绍。

(一)我国的患者姓名索引的排列方法

随着我国文化历史的发展,曾使用过的索引方法有偏旁部首法、笔画法、五笔检字法、四角号码法、罗马拼音法、注音字母法、汉语拼音法、四角号码与汉语拼音合用的编排法等。现常用的主要方法如下。

1.汉语拼音法

汉语拼音法在总结了以往各种拼音方案的基础上,吸收了各种方法的优点和精华编排而成。索引的编排皆以汉字的拼音字母(即英文字母)为排列顺序。

(1)姓名索引的编排方法:①用汉语拼音拼写患者的姓名,若为手工操作则在每张姓名索引卡片患者姓名的上方标注汉语拼音。②编排顺序,将拼写好汉语拼音的姓名索引卡按英文字母的顺序排列。计算机患者姓名索引系统应能完成自动排序。排列方法:将拼写相同的姓分别按笔画的多少顺序排列,例如,Wang Wang,王(排在前)汪(排在后);Zhang Zhang,张(排在前)章(排在后)。按字母顺序排出先后,如:张 Zhang、王 Wang、赵 Zhao、李 Li、刘 Liu 的正确排列顺序应为李 Li、刘 Liu、王 Wang、张 Zhang、赵 Zhao。拼写相同的姓再按姓名的第2 个字的字母顺序排列,例如,Zhang Hua Zhang Yan Zhang Ying,张华、张艳、张英。若姓名的第 2 个字也相同,再按第 3 个字的拼写顺序排列,例如,Zhang hua li Zhang hua ping Zhang hua yun,张华利、张华平、张华云。不同的名字拼写出的第 1 个字母相同时,应按第 2 个字母排,以此类推。例如,Li Xiao yan Li Xiao yang Li Xiao ying Li xiao yun,李小艳、李小阳、李小英、李小云。

(2)设立导卡:导卡用于手工管理患者姓名索引系统,目的便于快速检索姓名索引。导卡可用于每个字母或每个姓的开始,如字母 A、B、C、D……Z 为字头,可设一级导卡;在每个字头的后面又包含很多不同的姓,将这些不同的姓再分别设立二级导卡;必要时还可根据索引的发展情况,在名字中设立三级导卡。

(3)运用标签:当采用手工操作时,由于日积月累,索引卡片被存放于多个抽屉,为便于迅速检索可在每个抽屉的外面粘贴标签,在此注明该抽屉内起始的字母和最后的字母。

(4)操作要求:①工作人员必须掌握正确的汉字读音及熟练掌握汉语拼音的拼写方法。②对多音字的拼写按日常习惯读法固定拼写,并记录备案,以便查询。③认真对待每一个字的读音及拼写,杜绝拼写错误。

2.四角号码法

四角号码是以中国汉字的笔形,给每一个字形的四个角按规定编号,常规用于辞典索引,便于查找汉字。四角号码克服了对汉字的认识和读音的困难;克服了对汉字用普通话读音的困难。由于有这些特点,为编制姓名索引提供了方便条件,特别是我国南方地区使用四角号码编制姓名索引较为普遍。

3.汉语拼音法与四角号码法合用的编制方法

当单纯使用汉语拼音或四角号码法进行手工排列时,常会出现很多相同的姓名被编排在一起的现象,给检索带来不便,影响检索的速度。汉语拼音与四角号码法合用的编排方法,较好地解决了这一问题。

(1)编制方法:①对汉语拼音的要求,只编姓名中每个字汉语拼音的第 1 个字母。②对四角号码的要求,只编姓名中每个字上方两角的码或下方两角的码。③在姓名的每个字的上方,同时标出汉语拼音字母和四角号码中的两个码。

(2)排列方法:①姓的排列,首先按姓的第 1 个拼音字母排列,将拼写相同的字母排在一起,字母相同、姓不同时按四角号码由小到大的顺序排列;拼写字母不同的姓,按字母的顺序排列。②名字的排列,在拼写字母相同的姓的后面,按第2个字的拼音字母顺序排列;如果名字的第2个字母也相同,再按第3个字母顺序排列;如果名字的字母均相同,按第2个字的四角号码顺序排列,若仍相同再按第3个字的四角号码顺序排列。③汉语拼音的声调排列,如果姓名3个字的汉语拼音及四角号码均相同,可再按汉语拼音的声调符号排列姓名的前后顺序。

(3)导卡的设立:①一级导卡,以汉语拼音的拼写法按英文字母的顺序排列,标出姓的第1个字母。②二级导卡,以四角号码的顺序标出字母中的不同的姓。③三级导卡,可根据名字排列的需要设立。

上述姓名索引编排方法中,汉语拼音方法适用于普通话的发音,正确的读音是快速、准确编排和检索姓名索引的保证,有利于用于计算机管理。四角号码方法则适用于我国南方地区的医院手工编排姓名索引,若将此种方法用于计算机管理,在程序编制上较汉语拼音法要复杂。汉语拼音与四角号码法合用编排姓名索引的方法,在手工操作上解决了单独使用某一方法的不足。另外,过去有些医院也曾经使用过五笔检字法、注音字母法作为姓名索引的排列方法。

(二)外宾患者姓名索引排列方法

根据国际病案协会(IFHRO)教育委员会编写的病案管理教程,有如下3种方法。

1.字母顺序排列法

患者姓名索引的排列方式同一般词典中的字母排列顺序相同。

2.语音顺序排列法

语音顺序排列法即按语音发音的顺序排列。采用这一方法排列患者姓名索引,关键在于正确的发音。

3.语音索引系统

在这个排列系统是将26个英文字母除元音字母 a、e、i、o、u 和辅音字母 w、h、y 不编码外,其余的字母中,将 b、c、d、l、m、r 等6个字母分别编号为1、2、3、4、5、6,其他字母作为这6个字母的相等字母,然后将患者姓名按照一定的编码规则给予编码后再进行排列。

语音索引系统适宜于计算机操作系统运用。

若要将该系统用于汉字的患者姓名索引,应先将姓名拼写出汉语拼音字母,然后再按该系统的编码要求进行编排。

上述 3 种方法适合于负有外宾人员医疗任务的医院使用。

(三)患者姓名索引卡的一般排列规则

1.使用规定

只有被授权的工作人员可以排列和使用患者姓名索引卡,并应定期进行检查,确保其排列的准确性。

2.连续编排

患者姓名索引要连续编排,即不要将其按年度分开。

3.规范检索

在使用患者姓名索引时,最好不要将其从索引存储器中取出,如果必须取出,应有一个不同颜色的替代卡插到原来的位置上,这样便于快速、准确地归档原卡片。

4.核对检查患者姓名索引的初次编排

索引初次编排时,排列人员应将一个不同颜色或稍大于索引卡的卡片作为检查卡放在每一张索引卡片的后面,或将索引卡片竖着排放,待检查员或审查员在核查完每一张姓名索引卡片的正确排列后,再将检查卡取出或将竖着排放的患者姓名索引卡放好。

5.索引卡信息的变更

再次就诊或住院的患者姓名发生变化时,应将患者更改姓名的有效文件归入病案内存档,同时在原患者姓名索引卡上注明更改的姓名并用括号标记;还应按更改的姓名建立一新的姓名索引卡并用括号标明其原名,与原索引卡相互参照,将原卡片记录的内容填入新卡片内;找出病案将原用名括起,写上更改后的姓名,切忌将原用名涂抹掉。

6.掌握索引建立流程

要保证每位患者都有一张姓名索引卡,掌握患者姓名索引建立的流程。

7.查重处理

在排放患者姓名索引时,要注意发现有无重复者,处理重复者的方法是去新留旧,并立即合并(注意将重复的病案合并)。

患者姓名索引的排列涉及资料的检索,要有极高的准确度,对新来的工作人员必须经过培训、认真考核后,将其安排到排列工作的某一步骤,便于对其操作的核查。

第二节 病案的编号

病案号是病案的唯一标志。收集患者身份证明资料及分派病案号是对每位就诊或住院的患者做的第一步工作,也是以后获得恰当的患者身份证明资料的唯一途径。病案采取编号管理是对资料进行有效管理的最为简捷的方法。

ID 是英文 identity 的缩写,是身份标识号码的意思,在医疗信息管理中就是一个序列号,也叫账号。ID 是一个编码,而且是唯一用来标识事物身份的编码。针对某个患者,在同一系统中它的 ID 号是不变的,至于到底用哪个数字来识别该事物,由系统设计者制订的一套规则来确定,这个规则有一定的主观性,比如员工的工号、身份证号、档案号等。

病案号(medical record number,MRN)是根据病案管理的需求,以编码的方式而制订的、有规则的患者身份标识码,是在没有使用计算机以前人工管理病案的标识码。用现在的观点说,病案号也是一种 ID。

当计算机软件介入到医院门诊管理工作中,使得管理那些流动的、不在医院建立正规病案的门诊患者成为可能,为这些患者分配一个可以唯一识别的 ID 是非常重要,且必需的。这也就是我们常说的门诊就诊卡中的患者 ID。这时候就出现了两种 ID,一种是没有建正规病案的门诊患者的 ID,一种是建立了正规病案患者的病案号。很显然建有病案的患者有 MRN 作为唯一标志,而没有病案号的患者就依靠 ID 来进行识别。实践经验证明,建立了正规病案的患者需以病案号作为唯一识别的标识,若将电子计算机的 ID 号同时用于识别有无正规病案患者的信息,必将造成医院内医疗信息的混乱。

一、病案编号系统

(一)系列编号

这种方法是患者每住院一次或门诊患者每就诊一次就给一个新号,即每次都将患者作为新患者对待,建立新的患者姓名索引和新的病案,并与该患者以前的病案分别存放。这种方法使患者在医院内可有多份病案。就诊、住院次数越多资料就越分散。这种分割患者医疗信息方法不利于患者的医疗,已造成人力和资源的浪费,很难提供患者完整的医疗资料。

（二）单一编号

即患者所有就诊的医疗记录统一集中在一个病案号内管理。采用的方法是在每位患者首次来院就诊时，不管是住院、看急诊或门诊，就要发给一个唯一的识别号，即病案号。

采用这种方法不论患者在门诊、急诊或住院治疗多少次，都用这一个号。这种方法的特点是每个患者只有一个病案号，一张患者姓名索引卡，患者所有的资料都集中在一份病案内。这些资料可以来源于不同时期、不同诊室和病房。如果不只是一份病案也可以使用单一编号系统将分散放置的病案联系起来，保持患者信息资料的连续性和完整性。

（三）系列单一编号

它是系列编号和单一编号的组合。采用的方法是患者每就诊一次或住院一次都发给一个新号，但每次都将旧号并入新号内，患者的病案都集中在最后，最终患者只有一个号码。

此种方法在归档或查找时，需在消除的原病案号的位置上设一指引卡，以表示病案最终所处的位置，因此患者越是反复就医，病案架上的指引卡也越多，同时患者姓名索引的资料也要不断地修正。用本次就诊以前的病案号查找病案，就要沿着病案架上的指引卡依次查找。这种方法既浪费人力和物资资源，又降低了供应病案的速度。

二、病案编号的类型

（一）直接数字顺序编号

医院的患者流动性大，病案发展迅速，利用数字编号的方法管理大量的病案，比其他方法更简捷，便于病案的归档、排序、检索、信息的加工和整理，以及编制索引。具体方法是按阿拉伯数字的顺序从零开始，按时间发展分派号码。系列编号和单一编号系统均采用这种发号方法。

数字编号管理病案的优点是方法简单、便于操作和管理，而且使用广泛，特别是适用于计算机管理。

（二）其他编号类型

1.字母-数字编号

这种方法是将数字与字母结合起来使用。优点是可以用于大容量的编号。如用 AA 99 99代替 99 99 99。

其缺点如下：①写错或漏写字母，各类医务人员在使用病案号时难免写错或漏写字母。如医师的处方、病案记录、各实验室检查申请单和报告单、各种申请书、护理记录等,需要书写病案号。②常提供错误的病案号码,患者不注意病案号中的字母,往往只记得数字编号,因而提供的病案查找号码常是错误的。

20世纪60～70年代,我国有些医院曾采用此种编号方法。当编号发展到10万时,就更换字母,并将此称为"10万号制法"。其目的是减少号码书写的错误,将号码控制在5位数内,但实际上号码加上字母仍为6位。由于病案数量发展快,字母更换得频繁,给使用者造成诸多不便。目前我国电讯号码已达11位数,身份证号更是多达18位数。人们在生活中对于7、8位数字的运用习以为常。条形码用于病案号管理给我们带来的实惠,毋庸顾虑号码的差错。

2.关系编号

关系编号是指其部分或全部号码在某种意义上与患者有关。如采用出生日期8个数字中的后6个数字,再加上表示性别的数字(奇数表示男性,偶数表示女性)、表示地区编码的数字及2～3个或更多的数字作为顺序号以区别生日相同者。

例如：　1970　08　30　1　　09　　2
　　　　　年　　月　日　性别　顺序号　地区码

在计算机系统中,除此以外还应有1～2个校验值。亦有采用身份证号码作为病案号的。

使用关系编号的优点是:①容易记忆,便于查找。病案号内含一些与患者有关的信息(性别、年龄、出生日期),使患者容易记忆;如果在检索患者姓名索引发生困难时(拼错姓名、同名同性别),根据出生日期或其他相关信息就可以找到病案。②易于鉴别。可以较好地鉴别患者。

使用关系编号的缺点是:①增加记录错误的机会。由于号码较长增加了记录错误的机会,特别是在非自动化系统管理中。②数字的容量有限:因为使用的出生日期的最大数值是31,月份的最大数值是12,只有年的数字是从00～99。③管理不便:如果在建立病案时不知道出生日期,就需要用临时号码代替,一旦知道了生日就要变更号码,给管理带来不便。

3.社会安全编号

使用社会安全编号主要是在美国。与身份证号码使用相似,所不同的是有些患者可能不只有一个安全号,医院不能控制和核实社会安全号的发放情况,只能使用它,造成号码的不连贯。

4.家庭编号

其方法是以家庭为单位,一个家庭发给一个号,再加上一些附加数字表示家庭中的每一成员。

例如:家庭号码为7654。

附加号码为:01＝家长(户主);02＝配偶;03以后的数字＝孩子或家庭其他成员。

林一枫 01 7654

张士容 02 7654

林 杰 03 7654

林 迎 04 7654

家庭中每一位成员的病案(或称之为健康档案)分别用一个夹子(或袋子)保存,然后将所有的病案以家庭为单位按数字顺序分组排列。

我国以地区开展的社区医疗保健,分片划分管理的各居民点的医疗保健,以街道或里弄门牌号码建档,强调以家庭为单位。家庭编号适用于门诊治疗中心、社区医疗单位及街道保健部门的健康咨询、预防保健等。

此方法的主要缺点是:当家庭成员发生变化时,如结婚、离婚、病故等,造成家庭人数和其他数字的变化,特别是要改变患者姓名索引资料。

5.冠年编号

即在数字号码前冠以年号。年与年之间的号码不连贯。

例如:1992年的病案号自92-0001开始编号,任其发展,年终截止。下年度更新年号。1993年的病案号自93-0001开始编号。

此种方法的优点是可以直接从病案编号上获得每年病案发展的情况,但其缺点也是显而易见的。

三、病案编号的分派

一个好的病案管理系统应能有效地控制病案,从患者入院建立病案时就应对其实行有效的管理,要建立有关的登记、索引和号码的分派等,不要在患者出院后再做这些工作。只有在患者入院时或住院期间做好病案的登记工作,才较易获得完整准确的资料。

号码的分派有两种主要方式。

(一)集中分派

通常只有病案科负责分派号码。

如果患者到了登记处(不论是住院还是门诊患者),工作人员就要与病案科联系以得到一个新的号码。

在登记处(或住院处)工作人员将患者的病案号、姓名、性别、出生日期及其他资料登记好后(一式两份),将其中的一份交与(或通过电子手段传送)病案科。

无论是手工操作还是利用电子化设备,号码的分派过程都应进行清晰地记录和控制,保证号码的准确发放,避免号码发放遗漏或重复。

(二)分散分派

如有若干个登记处,病案科应将事先确定好的大量供新患者使用的几组号码同时发放到各登记处。每组号码的数量应由每个登记处的工作量而定,这些号码应加以限制并应小心控制,登记处应将每天号码发放的情况反馈给病案科。在每个独立的登记处,当他们的计算机可用于核实患者姓名索引并同时得到下一个病案号时,就可以进行号码的分派。但要注意,如果有很多人负责分派号码,就会增加号码重复使用的可能性,因此应有一套控制措施。

四、号码分派的控制

不论是集中分派还是分散分派,重要的是要有分派号码的控制方法。可用总登记簿或用计算机系统控制号码的分派。计算机程序上或登记簿上注有全部已分派和待分派的号码,号码分派后就在该号码的后边立即填上患者的姓名,同时记录分派号码的日期。

例如：　　号码　　　　姓名　　　　日期　　　　　　　　发号部门
　　　　207860　　刘宇良　　2007 年 7 月 12 日　　　门诊登记处

(一)门诊病案号码的控制

1.专人掌握

应有专人掌握号码的发放,待用的病案应事先做好编号的检查核对。

2.查重制度

患者新建病案时应坚持执行姓名索引的查重制度,确认未曾建有病案后,再分派病案号。

3.核对制度

应建立发放病案号的核对检查制度。

(1)每天检查:每天检查病案号发放的登记记录,核对号码分派后的销号情况。

(2)合并重号病案:患者姓名索引归档操作时发现重号病案,应及时合并,保留新的患者姓名索引,消除新号使用旧号,将新号再分配给其他患者使用。

(二)住院病案号码的控制

1.病案科专人掌控

由病案科专人掌握、控制号码的发放。有手工管理和计算机管理两种方法。手工操作时病案科将病案号用列表的形式发出,住院处每收一个患者,必须按列表上的号码以销号的方式(即在已使用的号码上画一横线)分派,并在号码后填注患者姓名。然后将号码列表单反馈于病案科。使用计算机网络系统实现数据共享,计算机会自动控制病案号的发放情况。当接到住院处发出新患者的身份证明资料,经核对后确认发给的新号。

例如:

病案号	患者姓名	病案号	患者姓名
~~262491~~	米定芳	262496	
~~262492~~	卜来柱	262497	
~~262493~~	刘林子	262498	
262494		262499	
262495		262500	

2.逐一核对病案号

病案科每天将新入院的住院患者应逐一核对,若发现有老病案使用旧病案号,将新病案号再次发给住院处重新使用,并找出老病案送至病房,同时通知病房及住院处更改病案号。

3.填写病案号码

明确规定医师对有正规病案的患者,在填写入院许可证时必须清楚地填写病案号码。

4.科室密切合作

住院处要与病案科密切合作,详细询问患者,准确收集患者身份证明资料,认真填写住院登记表。

(三)计算机系统的病案号码的控制

使用计算机进行号码的自动分派,要根据基本数字的计算确定一个校验位。校验位检查是检查由于数据字段转录引起的错误或号码在使用中排列错误的一种方法。它包含每个数字在字段中的位置和数量值的信息。

如果转录错误(错误数字)或易位错误(两个数字颠倒)导致计算机结果与校验值不同,它就会显示出错误信息,应随时注意纠正错误。

(四)号码的分派时间

病案号码不应提前分派,一定要在患者办理建立病案手续时以及第一次办理入院手续时分派。患者入院后有关患者在医院所做的记录均以分派的病案号码作识别,确认患者的记录。不应在患者出院后病案科整理出院病案时再分派病案号。

(五)号码类型的影响

号码呈现的方式对有效控制号码有一定的影响。一个全数字形(即不加字母等)的号码出现在表格中,可降低错误引用的发生率。

五、病案管理系统

(一)病案集中管理

集中管理是指将患者的住院记录、门诊记录和急诊记录集中在一个病案内保存,用一个编号管理;或将住院记录、门诊记录分别编号,分别归档,但都集中在病案科统一管理。这样的管理方式分为一号集中制、两号集中制、一号分开制和两号分开制。

1.一号集中制

目的是在医院内最大限度地来保证病案资料的整体性、连续性,全面地搜集有关患者的医疗信息资料。

方法:将住院记录、门诊记录和急诊记录按患者就诊时间顺序集中在一份病案内,即患者凡来医院就诊的记录集中保存在一个编号内,在一处归档,记录完整。这是病案管理工作中最简捷的方法,较其他方法操作简单、可免去一些重复工作、节省资源,利于资料的使用。

2.两号集中制

即住院记录与门诊记录分别编号,但病案却集中在一种编号内管理,只归档一份病案。这种方法适用于建筑形式集中、门诊与病房连在一起的医院。

(1)方法:①门诊病案、住院病案各自建立编号系统,两种编号并存,各自发展。②门诊患者如果不住院,其病案资料则永远使用门诊病案号管理。③患者一旦住院则发给住院号,取消门诊病案号,并将门诊病案(含急诊记录)并入住院病案内,永远使用住院病案号管理。④空下来的门诊病案号不再使用,如要重复使用应注意避免出现重号差错。⑤两种编号均由病案科掌握,分发给登记处或门诊挂号处和住院处使用。⑥患者住院时,登记处或住院处须告知患者,将患者挂号证上的门诊病案号改为住院病案号。⑦建立改号目录卡,按门诊病案号排列,作为门诊病案并入住院病案的索引,指引门诊病案转入住院病案号。⑧将患者姓名索引中的门诊病案号更改为住院病案号。

患者手中挂号证的病案号码,须在登记处(住院处)办理住院手续时立即更改。必须提请住院登记处的同志切实做好。

(2)优点:保持了病案的完整性、连续性,门诊与住院病案较易区别,便于存放,有利于科研使用。

(3)缺点:造成了工作的复杂化,容易发生号码混乱,增添了改号手续,但患者住院前门诊病案资料的登记涉及多科室、多种类,不易全部更改,长时间影响病案的查找供应,稍有疏忽即会给今后的工作和患者带来很多不便。

3.一号分开制

住院病案与门诊病案分别管理,各自排架归档,但却同用一个病案号。

优缺点:方便门诊患者就诊时使用病案,保护住院病案的安全。但科研总结使用病案必须从两方面查找,即门诊病案、住院病案都提供使用。

4.两号分开制

即门诊病案与住院病案分别编号,单独存放、互不关联。虽然分别管理、各自存放,但仍存放在病案科内。门诊病案用于患者在门诊就医使用,住院病案则作为患者住院期间的医疗,以及今后的教学和研究使用。为便于门诊医疗,将复写的出院记录、手术记录置于门诊病案内。

病案采用两号集中制或分开制,从管理学上评价要比一号集中制管理使用更多的资源,投入更多的人力进行重复的工作。分开管理也使得资料分散,不利于医疗、科研使用。书写时也容易将号码混淆,造成工作复杂化。

(二)病案分散管理

即患者的病案分散在多个医疗部门,分散于病案科以外如特殊的治疗科室。分散存放在其他部门的病案最好由病案工作人员严格监督及控制。

(三)特殊病案的管理

在医院的某些部门中,由于患者的医疗需要,有必要将病案在本部门保留较长一段时间,如进行肾透析、肾移植、放射疗法或化学疗法的病案。

如果将这些特殊的、适当数量的病案暂时放在某一特殊部门,那么就出现了微量或"卫星"病案中心。病案就像存放在病案科一样。作为病案科的工作人员必须知道哪些病案放在"卫星"病案中心。当患者治疗结束或死亡,这些病案就应送回病案科进行归档,而不可无限期地保留下去。

第三节　病案的归档

对病案不能进行有效的管理必将严重影响诊所或医院内的日常工作。因此病案科的工作职责就是要建立一系列制度和程序以保证病案在医疗、医学法律、统计、教学和研究方面被有效地应用。

对病案科工作的评价是根据他为各部门的服务效率来判断,也就是说当病案需要用于医疗时,应随时可以获得。因此病案科工作的效率及对病案的控制是病案管理中须考虑的两个重要的事情。

一、病案归档系统的种类

病案的归档就是根据病案的标识(号码)将病案按一定的顺序进行系统性的排列、上架,以便能快速、容易地查阅和检索病案。病案归档系统是病案排列归档的系统性管理方法。

好的归档系统有利于对病案的有效控制,不同规模的医疗机构采用的归档方法亦可不同,实践证明用编号排架归档优于其他方法。我国过去及现今使用的归档方法如下。

(一)按姓名排列归档

如果不使用病案编号管理,患者的姓名则是唯一检索病案的依据。可将其按汉语拼音或字母的顺序排列,此种归档方法只适于病案数量很少或患者流动量非常小的诊所或医务室。

(二)按户口集中存放归档

这种方法适于街道保健机构。其以户口为依据,类似家庭编号,将家庭中的所有成员都分别建立病案,但都集中装在户主的封袋内。归档是按街道、里弄(胡同)、居民住宅楼编成次序,再按门牌号码编序。病案架也按街道、里弄(胡同)、居民住宅楼作出标记,病案依户主居住的门牌号码存放在病案架上。这样可以掌握每个家庭成员的健康状况,适用于开展社区医疗。

(三)按号码排列归档

采用号码归档有多种方法,具体如下。

1.数字顺序号归档

以数字顺序号排列归档的方法是直接将病案按数字自然顺序排列归档。采用此方法归档可反映病案建立的时间顺序。数字顺序号归档法的优点:易于掌握、简单易行,易于从储存架上检索号码连续的病案。数字顺序号归档法的缺点:①容易出现归档错误。②容易照抄已写错或读错的号码,如将1写成7。③容易将号码上的数字换位,如病案号码是194383,但按193483归档。④由于最大的号码代表的是最新发展的病案,因此就会使大部分近期使用频繁的病案集中在病案库房某一区段归档。⑤由于大部分病案和检验回报单要在同一区域归档,影响对病案人员的归档工作的分派。

2.尾号归档

为了改进检索和归档的效率,用其他的方法取代了直接顺序归档法。其方法有两种,即尾号和中间号归档法。采用这种方法归档的目的是为了减少和杜绝归档错误,提高归档的速度和准确率。

尾号归档方法:①将6位数的号码分为3部分,第一部分位于号码的右边的最后2个数字,称为一级号(也称为尾号);第二部分位于号码的中间2个数字,称为二级号(也称为中间号);第三部分位于号码的最左边2个数字,称为三级号(也称为查找号),见图4-1。②在尾号归档中,每一级号都有100个号码,范围从00~99。③归档时将尾号一样的放在一起,再将中间号一样的挑出来,按查找号顺序大小排列。

尾号归档的优点:①病案可均匀地分布在100个尾号内。②每100个新病案号只有一个病案排列归档在同一个一级号(尾号)中。③免除归档区域内工作人员拥挤的状况。④负责病案归档的工作人员分工明确、责任心强。⑤工作人员的工作量分配较均匀。⑥当加入新病案时,非活动性的病案可以从每一尾号组内取出。⑦使用尾号归档法减少了错放病案的机会。⑧使用尾号归档法提高了归档速度。

注意使用原则:在较大的综合性医院,尾号归档法应与序列号归档法并用。即尾号归档法用于活动性病案,对于被筛选出的不活动病案(置于第二病案库房)采用序列号归档法。

3.尾号切口病案排列归档法

我国有不少地区和单位的门诊医疗记录采用门诊病案卡片,在归档排列方法上使用了尾号的排列归档管理方法。此种方法适用于门诊患者较多的医院和采用两号分开归档的病案管理,突出优点在于较其他归档方法快速、简便。

4.中间号归档法

中间号归档法的优点基本与尾号归档法的优点相同。其缺点是学习和掌握此方法难于尾号法。因病案号不是均匀分布,当旧病案抽取出来存入不活动病案库时,病案中就会出现空号现象,如果病案号多于 6 位数,此方法效果并不好。

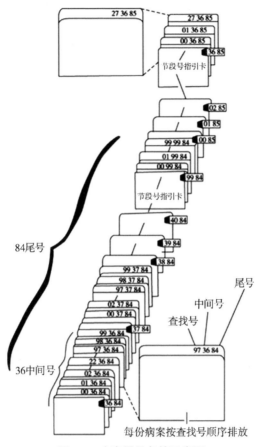

图 4-1　病案尾号归档示意图

(四)病案号的色标编码归档

色标编码是指在病案夹的边缘使用不同的颜色标志病案号码,以颜色区分号码。这是为使病案人员便于识别病案号,避免出现归档错误。使用色标编码要比按尾号和中间号排列归档病案的方法来说更方便。

1.国外色标编码法

通常在病案夹的不同位置用 10 种颜色表示 0~9 的数字。一种或两种颜色的色标可用来表示尾号归档中的一级号码。就两种颜色来说,上边的颜色代表一级号的十位数,下面的颜色表示一级号的个位数(表 4-1)。

表 4-1　尾号颜色标志

一位数尾号	颜色标志	二位数尾号	颜色标志
0	紫色	0 0	紫色 紫色
1	黄色	0 1	紫色 黄色
2	深绿	0 2	紫色 深绿
3	浅蓝	0 3	紫色 浅蓝
4	橙色	0 4	紫色 橙色
5	棕色	1 5	黄色 棕色
6	粉色	1 6	黄色 粉色
7	浅绿	2 7	深绿 浅绿
8	深蓝	3 8	浅蓝 深蓝
9	红色	4 9	橙色 红色

色标的使用通常限制在号码的 2～3 位数,使其尽可能简单并维持效果,其目的仅仅是为了避免归档错误。

2.我国的色标编码法

(1)彩色色标编码法:①尾号色标编码,用于按尾号方法排列归档病案时,通常在病案夹边缘的不同位置用 10 种颜色分别表示 0～9 的数字,以一种或两种颜色的色标用来表示一级号。就两种颜色来说,上边的颜色代表一级号的十位数字,紧挨在下面的颜色表示一级号的个位数字。如:142049 这一号码中,用橙色和红色分别表示一级号中的 4 和 9。②中间号色标编码,如果采用中间号排列归档,其由于一级号在中间,就要用颜色表示在"20"的数字上。一般将色标限制在号码的 2 或 3 位数,使其尽可能地简单并维持其效果,因其最大的目的是避免归档的错误。③顺序号色标编码,将不同的颜色标志固定在病案袋右下角,每 1 000 个号码更换一种颜色。

(2)单色色标编码法:包括顺序号单色画线标志。在病案封袋右边的不同位置印以黑线,从上至下分为 7 个档次,每一档次 1 000 份病案,即 1 000 个号码为一档次。当号码发展到第 8 个 1 000 时,黑线的位置又返回到第一档次。

二、归档系统的转换

当要改变现在的归档系统时,不要低估了从一种归档系统转换为另一种归档系统工作的复杂性,和所需要的转换时间以及准备工作,不论做哪些系统的转换,大量的病案位置的移动和病案的其他方面问题都是必须加以考虑和控制的。

下面就顺序号向尾号系统转换做一叙述。

(一)转换工作的要求

1.事先设计转换方案

要考虑病案数量,考虑时间、空间和物资等需求。如对于时间的分析要考虑需要多少天可以完成系统转换,是否可以分段进行,会不会干扰正常工作。对于空间需要则需要计算 100 个尾号归档病案的架位。对于事先需要准备的物品,如:病案条形码、色标、病案封面等需要事先准备好。设计方案要经过大家的讨论然后提交上级部门审批。

2.人员进行培训

归档系统的转换改变了日常习惯的操作方法,必须经过专门的培训才有可能圆满完成转换。培训除理论讲解目的、意义、方法外,还要在模拟现场进行教育。

3.进行必要的物质准备

库房的空间与充足的病案架是物质保证的前提;根据病案存贮的数量安排好转换的时间,如利用法定的长假,以不影响日间正常工作。

(二)转换的步骤

(1)培训工作人员熟练掌握尾号归档法。

(2)调查、计算年病案发展数量,并计算几年内所需病案架之数量,准备足够的病案架;把所有病案架按尾号排列规划。

(3)计算并准备好所需指引卡的规格及数量。

(4)在转换排列过程中,注意找出以往错误归档的病案。归档方法的转换等于将病案进行重新组合,在这一过程中注意纠正过去难以发现归档的差错。

(5)未在架上的病案应填写好示踪卡,指明去向(包括已丢失的病案)。

(6)筛选非活动病案,并按顺序号将不活动病案存入第二病案库。非活动病案在患者就诊时再行转换。

(7)转换过程中还应注意更换已破损的病案封皮(袋)。

三、归档工作要求

(一)归档是一项重要工作

归档时要认真细致、思想集中、看准号码,不要抢时间。

(二)防止归档错误

如将号码看颠倒、字形看错,例如字形 1、7、9;3、5、8;0、6 等,或将双份病案放入一个位置内。

（三）归档工作要坚持核对制

采取归档"留尾制"，即不要一次性把病案全部插入，要留一小部分于架外，经核对无误后方可将病案全部推入架内。

（四）保持病案排放整齐

归档时应随手将架上的病案排齐。病案排放过紧，应及时移动、调整，保持松紧适度，可防止病案袋破损，提高工作效率。

（五）破损病案的修补

对破损的病案袋或病案应在归档前修补好。

第四节　病案的供应

病案管理的目的在于病案的利用。如果我们只知道保管病案而不去利用病案，则失去了病案管理的意义。病案室的工作大部分都是为临床和患者的医疗服务，病案管理所做的一切工作都是为了提供服务和资料的利用。病案只有被有效地使用才能产生效益。因而病案供应在病案管理中是一项很重要的工作，病案在为医疗、教学、科研服务的过程中，是一个不可缺少的环节。病案的供应体现着病案的科学管理和病案工作人员辛勤劳动的成果，也是检验病案管理好坏的一个依据。因此可以说，病案供应工作反映着病案管理的整体水平，因此要求病案供应工作人员在工作中必须做到：检索病案动作要快、抽取出的病案要准确，对病案需求者要认真负责、态度好。要求病案供应工作人员要以快、准、好的供应准则，保证病案供应工作的顺利完成。

病案供应工作中包括查找、登记、运送、回收、整理、粘贴、检查、检验回报单和归档等。以上每道工序完成质量的好坏，都影响医疗、教学、科研工作的开展。因此对每个工作环节都要有明确的操作方法和要求。

一、病案供应工作的原则

（1）在安全、保护隐私、保护医院利益、保护医师知识产权、符合医院规定的的条件下，应尽可能地提供病案服务。

（2）病案只有在医疗或教学使用时可以拿出病案科。建立保存病案的目的主要是为患者的继续医疗，为患者医疗需要病案科必须及时将病案送达临床医师。一份优秀的病案包含了一个典型的病例，是临床示教生动的活教材，必须带出病案科在教学中展示。

（3）所有送出的病案都要有追踪措施，以表明病案的去向。如采用示踪卡、登记本、登记表、条形码计算机示踪系统等方法，建立有效的病案控制方法。

（4）所有借出的病案都要按时收回及时归档，严格病案执行借阅制度。

（5）凡是科研、查询、复印等使用病案，一律在病案科内使用。病案涉及患者的隐私，为保障病案的安全，病案需在病案科内使用。

要建立有效的控制病案的方法，最大限度地做好病案的保管和使用工作。作为病案科的负责人或供应工作的负责人，必须对病案的保管和使用负全责。所有从病案科拿出去的病案，必须了解谁是使用人，在哪里使用，需要使用多长时间。要能够掌握和控制病案的流动情况，每个负责病案供应的工作人员都必须遵守病案供应工作的原则。

二、病案供应的种类

（一）门诊病案供应

门诊是为广大患者进行医疗服务的第一线，也是病案管理服务于临床医疗最主要的工作。门诊病案供应经常是在较为紧张的环境中进行的，这是一件时间要求很强、供应量很大且容易出现差错的工作。要求工作人员在短时间内，将大量病案分送到各个诊室。因此，工作人员要做到快、准、好地供应病案，就必须按操作规程细心、快速、准确地查找和调运病案，避免因为差错而造成往返调换病案，耽误患者的就诊时间。预约挂号可使门诊病案供应在患者就诊的前一天准备就绪，有较充分的时间做好供应工作。目前我国绝大部分患者还是当日就诊当日挂号，故需要当天查找、使用的病案数量多，时间紧，这是门诊病案供应的特点。

（二）急诊病案供应

因为是急诊使用病案，故应安排专人负责查找。急诊病案供应要求查找迅速，送出及时。特别是近期曾就诊者或近期出院的病案，同前一次诊治或处理有密切的联系者，更需要又快又准的输送病案，以免延误病情、耽误抢救的使用。

（三）预约门诊的病案供应

门诊预约挂号的病案供应，特点是供应时间较从容，这就要求工作人员更应该认真、细致地核对,确保准确地供应,保证患者按时就诊。采用电脑管理预约患者,可打印出预约就诊清单,病案科根据其清单供应病案,同时可以更清楚、全面地了解掌握预约患者就诊情况。

(四)住院病案供应

病案管理工作首要的任务是服务于患者的医疗,患者在办理住院手续时,住院处要立即通知病案科将病案送达患者住院的病室,为医护人员接诊患者、了解病情提供参考。医院要做到一切以患者为中心做好工作,患者一经办理了住院手续,并且确认已有就诊病案,病案管理人员就要及时将病案送至病房,并做好登记。患者一旦出院,应将新旧病案一并收回,并在示踪卡上注明。

有些医院患者入住病房后再由医师到病案科办理借阅手续取得病案,这有悖于保存病案的目的和一切为了患者的服务宗旨。正确的做法应该是,护送人员携带病案陪同患者共同到达病房,并与医护人员做好交接。从医疗安全着眼,此种做法应作为规范医院的工作制度。

(五)科研、教学病案的供应

利用病案进行科研总结分析,是对病案资料深入的开发利用。临床教学使用病案示教,丰富了实践教学。一些负有科研、教学任务的较大型的综合医院,医疗、科研、教学任务十分繁重,病案科需要向他们提供大量有价值的病案进行科研总结。历史较长的医院储存的病案多,可提供给科研的病案数量大。一些样本较大的课题参阅病案的人员多,需要病案的数量大且保存时间长,常要重复使用。

由于科研使用病案的特点,使科研、教学使用的病案不同于一般就诊病案的供应。它可以和使用者约定分期分批地提供病案在病案科内使用,并提请爱护和妥善保管病案。不仅要为使用者提供病案服务,还要为其提供使用病案的方便条件;在满足科研教学需要的同时,还要做到不影响患者就诊使用病案。这就需要供应病案的工作人员掌握工作方法,管理者必须对他们的工作提出要求。

(六)医疗保险病案的供应

医疗保险在社会的推广普及、病种医疗费用的管理、医院内医疗保险办公室、上级医保部门对医疗费用合理理赔需要核查医疗消耗的费用,则要凭借病案作为医保费用审核的依据,病案科几乎每天都要接待医保人员查阅病案,随着参保人员不断增加,病案科为医疗保险部门提供的病案量不断提升。病案信息管理,投入了国家医疗改革的行列,扩大了病案对外服务的窗口,直接为广大患者服务。

有的地区患者出院后医保中心即将病历从医院拿走,这种做法有碍医疗安全且不合国家法规,一旦出现患者紧急就诊时,如产妇大出血、心脏病等,医院不能立即提供病案,造成医疗事故隐患。医疗保险部门查阅病案也须参照病历复印的有关规定办理借阅手续,病案不得拿出医院。

(七)为公检法取证的供应

病案的本身是具有法律意义的文件,记录了医务人员对疾病的诊治过程。病案中的各种诊疗记录、检验检查的结果,以及患者或家属签字的文件,如住院须知、手术同意书、危重病情通知书等知情同意书。这些有患者或家属签字的文件赋予医院某种权力,它具有法律作用。随着人们法律意识的增强,医疗纠纷、民事诉讼案件的增多,病案作为公检法机关判断案情的证据,医院提供病案资料的频率呈上升趋势。

(八)患者复印病案资料的供应

遵照国务院《医疗事故处理条例》以及卫健委和国家中医药管理局发布的《医疗机构病历管理规定》,医院应受理有关人员要求对病历内容复印的申请。自2002年《医疗事故处理条例》颁发后,病案信息由为医院内部服务逐渐延伸到为社会广泛服务,开拓了病案管理人员的新视野,病案科每天都要接待大量的患者申请复印病历,病案科已成为医院为患者服务的窗口、接待患者服务的前沿,大量查找病案供应复印的需求。

树立以患者为中心建立人性化服务的理念。各医院病案科在完成既定工作任务的同时,积极创造条件增添设备、简化手续,为等候复印的人员设置舒适的环境,在不违背规定的原则下尽量满足患者复印病历的需求。一些单位为减轻患者负担,避免农村乡镇患者复印病历往返奔波,为患者开展病历复印邮寄服务,主动地为医疗保险实施、为国家医疗改革做好服务工作。

1.根据国家规定允许复印病案的人员

(1)患者本人或其委托代理人。

(2)死亡患者近亲属或其代理人。

(3)公安、司法部门、劳动保障部门、保险机构。

2.复印病案时要求提供的证明材料

(1)申请人为患者本人的,应当提供其有效身份证明(身份证)。

(2)申请人为患者代理人的,应当提供患者及其代理人的有效身份证明(身份证)。

(3)申请人与患者代理关系的法定证明材料:申请人为死亡患者近亲属的,

应当提供患者死亡证明及其近亲属的有效身份证明(身份证),以及申请人是死亡患者近亲属的法定证明材料;申请人为死亡患者近亲属代理人的,应当提供患者死亡证明、死亡患者近亲属及其代理人的有效身份证明(身份证)、死亡患者与其近亲属关系的法定证明材料,申请人与死亡患者近亲属代理关系的法定证明材料;申请人为保险机构的,应当提供保险合同复印件,承办人员的有效身份证明(身份证),患者本人或者代理人同意的法定证明材料,患者死亡的,应当提供保险合同复印件,承办人员的有效身份证明(身份证)、死亡患者近亲属或者代理人同意的法定证明材料。合同或者法律另有规定的除外;公安、司法部门因办理案件,需要复印病案资料的,应当提供公安、司法部门采集证据的法定证明及执行公务人员的有效身份证明(工作证)。

3.病案可供复印的范围

为患者提供复印件主要是根据需求,如:报销、医疗目的,一般不需要复印病程等主观资料,但如果患者要求,根据 2010 年 7 月 1 日起施行《中华人民共和国侵权责任法》,也应当提供病案的所有资料。下列资料属于病历的客观资料:①门(急)诊病历。②住院志(即入院记录)。③体温单。④医嘱单。⑤检验报告单。⑥医学影像检查资料。⑦特殊检查(治疗)同意书。⑧手术同意书。⑨手术及麻醉记录单。⑩病理报告单。⑪出院记录。⑫护理记录。

在医务人员按规定时限完成病历后,方受理复印病案资料的申请并提供复印。

第五节　病案的控制和示踪系统

病案流通管理的重要性在于可以保证了解病案的去向,保证病案处于随时可以获得的状态。现在病案的利用是多用户的,病案流通也是多环节的,因此必须制订一些使用规则,同时配有严格、科学的管理手段,才能有效地控制病案,更好地发挥病案的作用。

一、病案控制系统

(一)定义

为保证病案供应的及时性、准确性,应当对病案采取有效的控制措施。措施包括手工填写的示踪卡、计算机示踪系统,以及为保证病案高效、准确的检索及归档的病案号色标编码、病案归档导卡等,这一系列控制病案的方式,统称为病案控制系统。随着信息系统的发展以及现代化数字设备的应用,病案示踪系统的手段和工作结构也将随之产生日新月异的变化。

(二)病案控制的原则

病案工作人员对所有的病案归档操作及其使用必须加以控制,不论什么原因,凡是从已归档病案架中取出的病案,必须要有追踪。病案离架取走后,必须有记录,如示踪卡或计算机的示踪系统。病案示踪系统的最终目的是提供病案信息为医疗活动和社会实践服务,保证病案信息的完整性、准确性和安全性。掌握每份病案的流动情况是病案信息管理人员重要的职能。

医院或诊所的工作人员使用病案,必须保证病案完好地送回病案科,使用者如果没有事先和病案科联系,并及时改变示踪卡上病案的去向等信息,则不得将病案送到其他任何地方或转给他人,当使用病案的人发生变化时应重新办理借用手续。如果病案被丢失、错放,使用者应负责找回,他们对病案的使用和安全应负有责任。

(三)病案控制的规则

在病案控制系统中建立有效的病案管理规则,是衡量病案科管理水平的一个标志,它可以约束使用者,起到帮助管理者对病案管理人员工作的监督和指导作用。

(四)病案控制的制度

制度是要求所有病案管理人员共同遵守的规程或行为准则。根据病案管理规则及控制病案的原则,各医院及诊所的病案科必须制订出适用于本单位合理的病案使用制度、病案借阅制度、病案摘阅及复印制度等。

医院的病案委员会应制订有关使用、借阅病案的制度,基本内容应包括:①除为患者医疗使用外,病案不得从病案科取出。②凡是送到诊室或病房的病案必须进行示踪,示踪卡上应显示患者的姓名、病案号、科别、时间、借用医师姓名或病房等有关资料。

(1)每天工作结束时,将所有病案从诊室收回,出院患者的病案应在患者出院后 24 小时内从病房收回。

(2)如有可能,用于科研及其他方面使用病案应在病案科查阅,病案科应尽可能地为使用者提供方便,以保证使用者及时、容易地拿到病案。

(3)病案在病房、门(急)诊科室使用期间,病房、门(急)诊科室护士对病案负管理之责。病案科应建立一定的工作程序,并且使其工作人员能遵循这一程序,保证对进出病案科的病案进行全面控制,不但要考虑到病案在借出病案科以外的登记和追踪,还要记录病案在病案科内部流通的交接信息,然而并非病案管理人员完全力保病案的安全,参与病案流通使用的人员必须建立病案安全的意识,肩负起病案管理的责任,防止病案丢失。

(五)病案控制的方式和方法

有效的方式和准确的方法是完善病案控制系统的最主要的也是最后的一环,也是病案控制的原则、规则、制度的具体体现和实施。

病案控制方式包括病案使用登记本、手工填写示踪卡、电脑自动示踪系统,病案号的色标编码、病案归档导卡等。

病案控制方法是示踪系统中的具体操作步骤。

病案示踪系统的内容:病案示踪系统记录了病案由产生到使用再到最终封存或销毁的整个活动历程,其结构和流程也是围绕病案的建立、整理、编目、质控、保管和使用来设计,不但要考虑到病案在借出病案科以外的登记和追踪,还要记录病案在病案科内部流通的交接信息。示踪系统设计是为了帮助病案管理员进行借阅登记,快速的查询和定位病案所在的位置,为临床、教学和科研任务提供便捷优质的服务。发展到今天,计算机示踪系统所承载的任务远远超出这一内涵,还包括出院登记、库房管理、中转工作站登记、病案催还等与病案流通相关的功能模块。

首先要了解计算机示踪系统中各个模块的功能和应用,病案流通的主要途径,目前病案的用途主要有患者门诊就医使用、住院治疗使用、科研和教学、医疗保险、社会保险、医疗纠纷、复印等,除了门诊和住院医疗使用病案以外,其他方式使用病案都需要到窗口办理相应借阅手续,我们暂且统一归为一类叫科研和其他,于是可以得到以下流程(图4-2)。

1.权限的控制

病案示踪系统是一部控制病案的管理系统,每一环节的操作都直接影响到病案实体的流通状态,影响病案管理人员对病案去向的判断,因此保证示踪系统信息的准确性是保证系统与病案实体流通状态同步的关键,建立完整和安全的权限管理至关重要。

(1)工作站的权限控制:工作站是一个逻辑上的病案服务台,病案借出病案科后每经过一个工作站,都需要进行交接确认,便于病案管理者随时掌握病案的流动状态,根据病案在工作站间的交接日志,判断病案的流通进程。

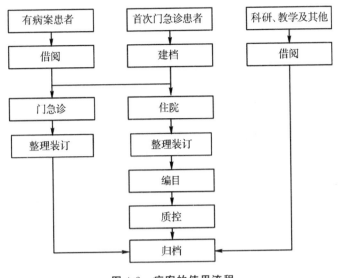

图 4-2　病案的使用流程

（2）用户的权限管理：用户权限的设置，一方面是为了限制未经授权的用户非法使用示踪系统，另一方面可以通过权限的设置很好地进行业务分工，使每个岗位都能各司其职，避免越权和越界的操作产生。

2.病案需求信息的获取

一般来说，病案科提供专门的服务窗口，凡到窗口即时办理的业务，不需要申请，按规定办理借阅手续即可。而对于门诊就诊和住院治疗使用的病案，病案科依据相应的业务协议主动提供病案服务。因此，在患者挂号和办理住院手续后，病案示踪系统快速、准确地从 HIS 中获取信息，为临床及时提供病案服务。

事实上，通过信息系统传递的需求种类很多，不限于门诊就诊和住院治疗，还有预约的科研病案、工作站提交的需求等，对这些需求的处理也非常重要。不同的需求提供病案的途径也有所区别，因此示踪系统必须自动将需求进行分类，并按照既定的规则顺序打印病案申请单。申请单应该在显著位置上列出病案号和姓名，方便查找人员核对病案，并明确打出使用单位的信息和具体地址。如果示踪系统应用在一家拥有多个病案库房的医院，那么相应的申请应该分别投递到病案所在的库房。除此之外，对申请单进行初步的筛选和过滤也是非常必要的环节，如多科挂号警告、退号退院警告、病案借出警告等，这样可以第一时间为病案查找人员提供一个大概的查找方向，减少无效劳动的产生。

3.病案借阅登记

病案一旦离开病案架，从库房中取出，为了避免发生丢失，便于随时追踪病案去向，必须进行详细的借阅登记。包括借阅的原因、使用单位、使用人、出库时间、操作人员以及使用期限等翔实准确登记。对于科研和其他借用，就直接与使用人交接，定期催还即可。

4.工作站交接登记

工作站是病案流通过程中经过的病案服务台，也可能是病案最终送达的护士站和分诊台，负责病案的中转，可以与病案科和其他工作站进行直接沟通，处理与病案输送有关的突发事件。正常情况下病案从库房借出到使用完毕回收的流程如下。

病案库房总服务台→工作站 A→…→工作站 X→使用单位

工作站应该提供以下操作。

(1)发送确认、回收确认：用于记录经过工作站的标记点，一般用于发送或回收时目标明确且不需要病案停留的确认操作。

(2)收到确认：主要应用于病案送达目标单位时的确认操作或者由于某种原因病案需要在工作站保存一段时间，如出院病案在病案整理、编目、质控操作间滞留时应使用此种操作。另外也适用于预约病案的暂时保存、科研病案保留待用以及阅览室阅览等。

(3)转科操作：转科操作适用于多个科室使用同一册病案时的情况，例如，同一患者在多个门诊科室就诊，病案需要在首诊科室用完后转去第二就诊科室使用。

(4)转站操作：可用于病案在工作站间的传递。

(5)病案使用申请：病案申请是一种通知库房调取病案的需求信息，该信息会在库房终端机上显示并打印出来，同时也为病案出库时自动填写使用部门提供信息支持。

5.病案的回收

(1)门诊病案的回收：患者门诊就诊使用的病案，就诊结束使用完毕的病案由各科分诊护士集中存放在分诊台指定地点，病案回收员定时回收。回收病案要逐一进行回收确认，全天就诊结束后，末端工作站工作人员要打印出当日未回收病案的催还单，并根据催还单上列出的病案号码到相应科室分诊台回收剩余的病案。

(2)住院病案的回收：患者住院期间病案要一直保存在相应的病房，直到患者办理出院手续，完成本次住院治疗为止。病案由负责住院病案整理的专人回收，每天早上从 HIS 系统中接收上一工作日出院病案信息，并打印出出院病案回收核对表格,病案回收人员再依照表格上注明的信息到病房回收病案。收回的病案整理室进行收回登记,经整理、装订,送交编目室、质控室、随诊室等,各个工作站之间交接传递一定要进行确认登记。最终一册资料完整和质量合格的病案才会流回病案库房,等待专人入库上架。

(3)科研和其他使用病案的回收:凡是由使用者到病案服务窗口借阅的病案,在使用完成后必须由使用者本人交回病案窗口。对于借出病案科使用的病案,在接近归还期限之前,系统会自动提醒病案管理者及时催还,并根据需要打印出病案催还单,必要时采用电子邮件和短信通知。

6.病案的入库登记

各个环节回收的病案最终会回到病案库房的综合服务台,上架前要对所有病案进行入库登记,登记内容包括入库人、入库时间、工作站、库房等信息。按规定的顺序排放统一归档上架。

7.病案的示踪查询

病案的示踪查询实际是示踪系统数据的一个综合展现,它可以把病案的历次使用记录、住院信息以及变更记录整合在同一个界面中,让我们可以随时掌握病案的活动轨迹和当前动向。它的核心功能就是病案的快速定位,无论病案是处在流通环节当中还是保存在库房之内,都可以准确反映病案的当前状态。特别是出现病案丢失情况的时候,示踪查询更是帮助我们分析和解决问题的得力工具。

图4-3是从工作中截取的一个真实样例,从图中可以清晰地看出1 641名患者病案的建立时间、使用时间以及每次使用的具体流程。目前这个病案就保存在库房当中,如果是借出状态,系统会自动用警告色来加以提醒。如果想了解患者的住院记录,切换一下显示页面就可以了,非常方便快捷。当然这只是个样例,实际应用中不同软件公司会有不同的框架设计和页面风格。

8.统计分析

病案的整体使用情况真实地反映了病案科的运行现状,对病案示踪系统的数据进行科学的挖掘和分析,可以帮助病案管理决策部门发现存在的问题,并以此为据制订管理模式、分配医疗资源、改善服务流程、提高服务质量。

(1)逾期不归病案的统计:逾期不归病案用于统计使用部门拖欠病案的情况,统计结果一方面可以用于督促相关部门及时归还病案和办理续借手续,另一方面也可作为医院绩效考核和职称晋升的参考依据。

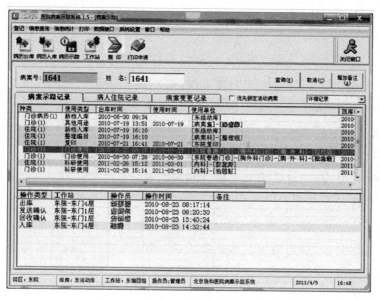

图 4-3　示踪查询

（2）入出库情况统计：对入库、出库和工作站流量的统计可以帮助管理者了解各个岗位的工作量，是定岗定编和计算岗位津贴系数的重要依据。

（3）病案借阅情况统计：对不同时期病案借阅情况进行分析，掌握全院、科室及个人借用病案的情况和特点，以便制订有针对性地服务方案，合理安排服务资源。

（4）住院病案回收情况统计：住院病案回收情况的统计可以反映住院医师的病案完成情况，同时也可以反映病案整理员的工作情况，监督住院病案的回收质量。

（5）病案库存情况：对病案库存情况进行分析，可以及时了解病案的膨胀进度，根据病案的活动情况，定期转移活动度较低及不活动病案到备份库房，有助于合理安排库房空间。

9.字典维护

一个完善的病案示踪系统需要数据庞大的数据字典支撑，任何一个字典中的数据不准确，都会影响整个系统的稳定运行，因此字典的维护工作相当重要，不但要指定专人进行维护，而且要及时与相关系统保持沟通和同步，制订周密的维护计划。科别字典和医师字典涉及的应用范围广泛，最好与 HIS 系统有统一的维护方案。示踪系统内部字典可以单独维护，如病案类别字典、病案使用类别字典、库房等。

二、病案借阅的控制

做好病案借阅的控制是为了达到病案管理的目的,使之能更好地、及时准确地为各方面使用者提供所需要的病案信息,充分体现病案的价值及其信息的实际效益。病案管理最基本的也是最重要的工作之一,就是对病案实施有效地控制,切实掌握每份病案的流动情况。

(一)控制借阅病案的方式

如病案需借出病案科使用或病案科内无阅览条件,在病案离开病案科前,必须办理借阅病案的手续,便于病案管理人员掌握和控制病案的流动情况。

(1)病案借调登记本。

(2)计算机自动示踪系统。

(3)示踪卡。

示踪卡通常放于病案所在病案架的原位置或按一定要求集中存放。在任何情况下取用病案,没有示踪卡就不得将病案取走,这是控制病案的最重要的原则。

(二)病案借阅的控制方法

(1)病案找出后,借用人必须在示踪卡或登记簿填写各项内容,签署本人姓名。要求字迹清楚、易于辨认。病案管理人员要逐一核对。

(2)填写好的示踪卡可放于病案所在病案架的原位,或集中按病案号顺序排列于卡片盒内。

(3)病案归还后撤出示踪卡或在登记簿注销。检查归还病案的情况,然后归档上架。

(4)对示踪系统定期检查,督促借用人按期归还借阅的病案。

(三)病案借阅计算机自动示踪系统

随着现代化信息技术的发展,许多传统的病案管理方法已被现代技术取代,计算机病案示踪系统是利用信息技术的发展、条形码技术的成熟应用,将条形码自动识别技术应用到病案管理过程中的回收、整理、入库、归档、上架、下架、借(调)阅、归还的业务环节中,提高了数据采集和信息处理的速度,保证了运行环节中的准确率,为医院管理者提供翔实、准确、及时的基础数据。该系统建立在条形码技术的基础上,能够准确地对病案进行借出、追踪、归档管理,提供病案去向信息,掌握病案的流向和使用情况,掌握科研病案及再次入院病案的使用情况。使病案示踪系统更快速、简捷、准确地控制病案的流通使用。

操作方法:①每份借出病案科使用的病案,必须将有关信息输入计算机,如果使用了条形码技术,对准条形码扫描必要的信息可自动录入,注意录入借用人的姓名和录入人的标记。②病案归还后扫描条形码便可消除示踪系统中借阅病案的信息。③定期检查借阅病案的情况,督促借用人按期归还借阅的病案。

三、病案借调(阅)的管理

(1)无论采取何种借调(阅)的方式,均应由病案科专人负责管理。

(2)负责借调(阅)病案的工作人员,应按有关规章制度严格办理借调(阅)手续,并限制一次使用病案的数量,较大量的借调(阅)病案可采取分批供应的办法。

(3)借调(阅)病案的手续,对本院内或院外人员应有区别,便于管理。

(4)示踪卡应按要求存档,定期检查,及时做好归还病案的注销工作。使用自动示踪系统应及时做好有关数据的处理。

四、病案摘阅的管理

病案摘阅的管理是为病案的使用者提供阅览及摘录有关资料的工作,或进行部分资料的复印。借助于科技手段,目前在病案科做病案摘要的工作几乎被复印所替代,资料复印更能够保持原样,避免摘录的错误。做好这项工作不仅可以为患者在其他医院就医时提供参考资料,以满足患者在其他医院的医疗,亦可为司法等部门提供处理案件的依据。做好病案摘阅工作可以大大减少病案的流动,同时又能充分发挥病案的作用,提高其资料信息的使用价值。

(一)病案可供摘阅的范围

(1)科研方面使用病案及医师撰写论文等。

(2)患者需到其他医疗部门就医的病情摘要。

(3)医疗行政部门对病案的质量检查、医疗情况的调查等。

(4)社会方面的使用。如司法部门、律师事务所、社会福利、医疗保险和其他保险等部门及使用公费医疗的事业单位。

病案科应由专人负责病案摘阅工作,注意及时提供,并随时将使用完毕的病案归档。病情摘要一般应由指定人员完成,或由经治医师或其他临床医师根据医疗需要摘写。如需将病案送至临床科室去完成,必须做好登记及示踪工作。

(二)病案摘阅的制度

(1)凡属摘阅范围使用的病案,一律在病案科内使用,不得携出室外。

（2）院内医务人员阅览病案时应穿工作服或持借阅证，不准带包进入病案科及阅览室。

（3）外单位摘阅病案者必须持单位正式介绍信，并经医务处、病案科主任批准后方予以接待。需抄写摘要者经主管人员审阅后盖章有效。

（4）凡到病案科使用病案者，应自觉遵守病案科各项管理规定，不得私自拿取病案。

（5）使用者应对病案的完整、整洁和安全负责，不得私自拆卸、涂改、撕毁、玷污病案，违者应接受批评教育或处罚以及连带的法律责任。

五、病案的其他控制方法

保证任何时候都能得到病案是至关重要的。病案管理人员在浩如烟海的病案中要能够迅速、准确找到需要的病案，除了精于专业理论和技术外，还必须借助各种方式方法。病案归档和检索方法的掌握和运用，是及时检索病案的保证。以病案的编号管理而论，在传统的管理工作中，不断创造了系列编号、中间位编号、尾数编号的管理方法。为了便于检索病案，避免归档排架的差错，又采用号码的颜色标记，有效地控制了病案的归档差错，使病案管理工作日臻完善。其中病案的尾号加颜色标记的归档方法即为成功之例。

除了通过病案号码颜色和排列帮助检索外，病案导卡也是一个重要的控制方法。导卡形状是在卡片的上边或侧面有一块突出的作为书写病案起止号的表头。在其突出的部位标有某一区域内的病案号，通过其指示使病案的归档及检索变得更容易、更迅速。另外当病案需要倒架挪动时，导卡可根据需要随之移动，起到指引病案位置的作用。

（一）导卡设置的数量

导卡数量的需求取决于该部分归档病案的厚度及归档的方法。确定导卡的数量可用下列公式计算：

导卡的总数＝病案的总数/两导卡之间的病案数

（二）导卡的质量

导卡应选用韧性很强的材料制作，且最好使用不同于病案的颜色做导卡，使其醒目，在整个归档区域能清楚地看到。

第六节　病案的保存与保护

一、病案的保存

病案的储存和保留在病案管理工作中是一个全球性的问题。通常认为,只要医疗、法律、科研和教学需要,病案就应该保存,但由于病案无止境的发展与其储存的空间形成了一对矛盾。

1982年我国卫生部颁发的《全国医院工作条例》规定:"住院病案原则上应永久保存"。1994年卫生部发出第35号令关于《医疗机构管理条例实施细则》中对病案的保留再次作出了明确的规定"医疗机构的门诊病案保存期不得少于15年,住院病案保存期不得少于30年"。2002年卫生部和国家中医药管理局发布的《医疗机构病历管理规定》门(急)诊病历档案的保存时间自患者最后一次就诊之日起不得少于15年。对于住院病案的保存期文件没有明确提出。国外也对病案的保留作出了明确规定,即10～30年。有些国家将儿童病案保留到18岁,再延长保存7年,一般病案保存25年,他们认为超过25年以上的病案一般不再具有实用价值,根据政府规定可以将病案销毁。但国外有许多医院仍然保留着大量的老病案,如澳大利亚的阿夫列德王子医院,1882年以来的病案至今仍然保留着。随着病案在多方面作用的突出,特别是出于对法律作用的考虑,住院病案应永久保存。

作为病案管理部门从积累资料的观点出发,病案保留的时间当然是越久越好。例如,北京协和医院对绒毛膜上皮癌的诊断、治疗取得了突破性的成就,其原因之一就是由于病案科提供了大量可供研究的病案资料。另外,对历史事件如"二七"大罢工及"三·一八"惨案,从保存当年的病案中获取了许多有关罹难革命者的佐证,这些病案成为珍贵的历史资料。又如邱财康、王存柏这一类标志着世界医学进展的病案记录,乃是医学史上的珍贵资料,应当永久保存。一些具有医疗、教学、研究价值的病案,疑难病例、罕见病例及某些伟人的病案应当长久保存。然而所有的病案不一定都具有同等保存的价值。科学技术的发展为病案存储展现了多种介质,如缩微胶片、光盘、磁带、电子计算机、数码网络技术,使得病案资料通过现代信息介质可以长久保存。

国家对病案保存期限有明确的规定,如果病案保存期限超出国家规定范围,其保存期限的制定应根据以下几方面：①病案科所具有的存放空间；②目前病案的年扩展率；③患者再次入院和就诊的类型；④用于科研的病案数量；⑤医学、法律需要的情况；⑥用于制作缩微胶片或光盘存储，及非活动病案储存和病案销毁的费用。

除在本节一开始提到的我国卫健委曾经颁布的相关条例病案按规定保存外，在国际病案协会（IFHRO）编写的教程中还规定：①法律可强制病案保留30年。②有些病案（如新生儿病案、精神患者的病案等）必须要保留更长时间。

二、活动与不活动病案

国外许多医院将病案区分为活动性与不活动性，分别对待和保存。所有病案的存在都有这样一个循环过程，即病案的建立→活动性病案→使用率低至不活动性病案→永不再使用→被销毁。任何医院，即使有足够的空间储存病案，也应区分活动性与不活动性病案，这样可以减少日常管理，降低工作量，提高归档、检索速度及病案的安全保护等。

通常的做法是首先确定研究活动病案在病案架上的保存时间，这一时间根据各医院病案的使用频率和储存空间自行决定。超过这一时间后的病案将其作为非活动病案放到第二病案库。如果在这期间患者又来就诊，其病案就被看作是"复活的"病案，将病案重新放到活动性病案架上。确定活动与不活动病案、保留时间、销毁及处理形式等问题，这些都必须经过院领导与病案委员会、病案管理人员、临床医务人员共同讨论后决定。

(一)活动性病案的确定

确定活动性病案应做好调查研究：①使用病案的人数。②使用病案的目的。

随着时间的推移，只有少数病案是属于活动性的，必须有明确的指标来区分活动性与不活动性病案。活动性病案的指标：①患者最后一次来院的日期（年度）。②病案使用的频率，科研使用病案所需的年限。③所有的疾病诊断是作为另一个确定活动性病案的参考指标。

(二)不活动性病案的确定

在活动性病案的保存期间内未曾使用的病案。

(1)根据病案号的分派登记，因为所有的病案编号是按时间发放的。

(2)活动年度的标识主要是通过计算机系统，不要在病案封面上以年度做标记，虽然清晰、醒目但工作量大。

三、病案的保存方法

(一)过滤法淘汰病案

确定病案在活动性与不活动性病案架上的保存期限后,就要不断地做到活动性病案架上储存的都是活动性病案,不活动性病案超过保存期限的通过医院领导及病案委员会决定对其处理的方式。

1.完整性保留所有病案

这种保留方法必须有足够的空间,国外的某些医院将病案库建在医院以外的其他地方。斯坦福大学医学中心将不活动的病案存放在大学院内,通过院内循环交通车及时传送病案,但无论怎样,由于病案的无止境发展,储存的空间终是个难题。

不活动病案可储存在病案科第二库房(即不活动病案架上)或医院内的其他地方,甚至在医院外租用的储存库房。在医院外储存时,如需病案应有工作人员进行传递。

2.完整病案储存的优点

(1)病案以原始形态保存。

(2)易于查阅原始资料。

(3)资料的可用性好。

3.完整病案储存的缺点

(1)需要大量费用和空间。

(2)随着时间的流逝,纸张不断磨损破坏、老化而失去利用的价值。

(二)选择性保留病案

1.选择性保留病案

是指将病案中的内容做部分地选择后保留。有选择地保留或压缩病案内容,意味着病案的不同部分有不同的保留标准。

(1)护理记录:可作为非活动性病案储存,在较短的一段时间后可销毁。

(2)急诊病案:如果其不是住院病案的一部分,在存放一个较短的时间后可以从活动病案存放区取出,这比完整性保留病案的存放时间要短些。

(3)患者最基本的资料:应尽可能长时间地保存,甚至永远保存。如患者身份证明资料、住院及出院日期、疾病诊断、手术操作名称、病理报告、出院摘要及随访信件等。

2.选择性保留病案的优点

(1)减轻了病案的体积。

(2)缩小了储存空间、降低了储存费用。

(3)仅保存基本资料。

(4)更容易找到有关资料。

3.选择性保留病案的缺点

(1)不能使用完整的病案。

(2)需花费一定时间及人力用于挑选保留的资料。

4.保存部分病案

只保存患者的身份证明资料和摘要,此种方法仍需要少量的存放空间,但可减少病案封皮,将 10～20 份省略后的病案集中放在一个病案封袋内,并做好标记。

5.缩微胶片或光盘存储病案

(1)缩微胶片储存病案:目前我国已有一些医院采用缩微技术储存病案,但并没有规定统一使用缩微技术的要求。有的医院缩微死亡病案,有的医院缩微20～30 年前的病案。总之,采取缩微储存病案必须考虑到制作缩微胶片及从事这项工作的工作人员等方面的费用,并做好缩微前的各项准备工作。

(2)光盘存储病案。

另外,在病案管理中,各种索引和登记,如患者姓名索引、分娩室的登记、出生及死亡登记、各种证件的复印件都应永久保存。其他索引(疾病、手术分类和医师索引)按医院的需要保存。这些索引和登记随着科技的发展越来越多地计算机化了,从储存空间的观点看,虽然解决了储存问题,但必须有特殊的预防性措施,如果使用磁性材料,应保证不被抹掉或失真。

四、关于病案的销毁

将超过规定期限的病案全部销毁,如保存 25～30 年后的病案。这种销毁是一种彻底的销毁,可能会影响医学、法律和科研方面的需要,因此一定要慎重和有计划地进行。

(一)销毁病案的原则

销毁病案一般可分为全册销毁和选择性销毁两类。无论是哪一种销毁,都应持审慎的态度,由病案委员会讨论,医院领导部门作出决定。病案管理人员不得也无权擅自决定销毁病案,对一些有历史价值的病案资料,更应请示有关国家档案管理部门后再作决定。即使是全册销毁,一些相关的记录,如姓名索引记录也应当永久保存。

(二)销毁病案的方法

1.销毁病案之前,应做好规划和测算

(1)病案库的储存空间,可容纳的病案数量。

(2)病案的年扩展率。

(3)保存病案的年限。

(4)活动与不活动病案的标准。

只有那些被认为确实没有保留价值或已采取缩微等其他技术处理过的病案,才可以做最后的销毁工作。

2.具体销毁方法

在严格监控下送造纸厂再生纸张,纸张病案是可以再生利用的资源。对病案的保密性问题所采取的措施是必需的,进行销毁时,病案科主任应对其监督,使之做到彻底的销毁。国外对病案的销毁要求包括病案封皮一起销毁。

五、保护病案的意义

病案保护工作是病案管理工作的重要组成部分,是保证病案有效利用的重要措施。病案保护工作的意义在于:在保证病案方便使用的过程中,最大限度的保护病案的完整性,维护其原貌,减少损坏程度,以提高和保障病案的使用价值,便于开发医疗信息资源。

造成病案损坏的原因很多,有病案制成材料本身耐久性的主要因素,还有病案和保存及使用过程中,受到周围环境影响,如光、温度、微生物等危害。因此,了解病案制成材料的损坏原因及规律,正确选择病案使用的纸张和字迹材料,探索保护方法和措施是做好病案保护工作的前提。实行科学的保管方法,防止和减缓病案制成材料的损坏,维护病案的原貌,最大限度地延长病案的使用寿命,维护病案的安全是病案保护工作的任务。

病案是医学科学的珍贵资料,是基础医学和临床医学实践结合的产物,而且每份病案具有唯一性,资料不可再生。对其保护应坚持从防止病案的损坏、延长病案的寿命、维护病案的安全三方面着手。

病案保护的基本要求:

(1)预防为主、防治结合。

(2)加强重点、兼顾一般。

(3)立足长远、保证当前。

(4)艰苦奋斗、勤俭办事。

六、病案库房的建筑要求

病案库房是病案保护的关键环节,是保护病案的重要基地,也是病案保护工作最基础的物质保障。

(一)病案库房的建筑原则

1.适用

适用是病案库房应遵循的最基本、最重要的原则。具体应体现在能够保障病案长久保存和方便使用这两个基本条件。①能够保障病案长久保存,要做到防火、防热、防潮、防光、防尘、防有害气体、防虫、防高温等。②方便使用:病案的特殊性就在于使用价值。为了方便医务人员及患者的有效利用,在病案库的选址和设计上要注意为使用者提供方便,能够在短时间内提供病案,尤其是当抢救患者急需使用既往病案时,能够准确、及时地提供。

2.经济

在适用的前提下,兼顾实际的经济能力。根据本地区实际财力,坚持勤俭办事的方针,要把有限的投资更多的用在保护病案的一些基本要求方面,使病案保护条件逐步改善。

3.美观

病案库房的美观要符合适用和经济的原则,在建筑设计时既要注意建筑的美观,又要注意其特殊性。既要保持与周围建筑的协调,又要体现独自的专业建筑特色。

(二)病案库房的设计要求

(1)选址应注意选择地势高及地下水位高、场地干燥、排水通畅、空气流通的位置。不得选在邻近江河湖泊、池塘附近,以防地下水渗透或库房潮湿。

(2)注意防止有害气体和灰尘的污染。要远离工业区和有腐蚀气体的工矿企业,或烟尘污染较重的单位。病案库房要密封,库房内要安装密闭的门窗,阻止灰尘进入库房内。要净化库房周围环境,尤其是对非活动病案库房,更要注意防尘,使病案经常保持整洁。

(3)保证安全,便于使用。应远离油库、加油站等容易引起火灾的地方,应位于医院的中心位置,以方便病案使用及网络化管理。应与病房或生活区分开,以利于防火、防虫。

七、病案库房的防护措施

(一)防火

病案库房主要是保存病案,我国现有的病案 99% 以上还都是纸质的。因此病案库房的防火工作至关重要,一旦发生火灾后果不堪设想,损失是难以挽回的。因此在病案库的建筑设计中,应把防火放在首位。

1.库房设计中的防火要求

病案库房建筑的耐火等级为一级以上。(结构为非燃烧体)我国将建筑物的耐火等级分为四级,一级是钢筋混凝土结构或砖墙与钢筋混凝土结构组成的混合结构;二级是钢结构架、钢筋混凝土柱或砖组成的混合结构;三级是木屋顶和砖墙组成的砖木结构;四级是木屋顶、难燃墙体组成的可燃结构。

为了防止失火或抑制火势蔓延,还应设防火墙、防火门等,还要注意病案库房应与周围的建筑之间保持不小于 30～35 m 的防火间距。

2.病案库房内外的防火要求

病案库房应建立严格的防火安全制度及应急预案,并有专人做防火安全员;在病案库房内严禁存放易燃、易爆物品;严禁吸烟和使用明火;电源、线路要经常检查维修,工作人员离开库房时要切断电源;库房顶应安装避雷装置,防止雷击起火;病案库房应安装火灾报警装置,消防设备要由单位消防员安放在库房的固定位置,任何人员不得随意挪动。防火急救通道不得随意堆放物品,要保持通畅。工作人员定期接受应急的灭火方法培训,会使用灭火器。在火灾报警装置旁明示本单位消防电话及报警电话。

3.常用的灭火设备

酸碱式灭火器和二氧化碳灭火器。

(二)防水与防潮

库房的潮湿及漏水,将对病案的纸张、字迹造成极大的损坏。病案库房的防水、防潮重点应在屋顶、四周墙体、门窗、地面等处,这些地方需要做好保护工作。

1.屋顶的防水

屋顶的防水措施应根据其构造不同分为两类,一是用于平屋顶的为屋面铺设防水材料,平屋顶采用沥青油毡卷材防水,也就是在屋顶铺设沥青和油毡交替黏合作为防水层。二是用于坡屋顶的,是采用构件防水屋顶。即用构件自身的防水性能,利用屋顶的槽瓦或小青瓦达到防水目的。

2.库房外墙、门窗的防水、防潮

库房外墙在下雨时被雨水浸湿,并渗透到墙的内面,使库房湿度升高。另外在外墙墙身与库外地面接近部位(勒脚),经常受到房檐滴下的雨水或地面雨雪的浸溅,同时基础墙吸收土壤中的水分也会上升到地面以上的墙身内,造成墙面潮湿,进而影响库内湿度。

3.库房地面的防水和防潮

库房地面防潮是病案库房建筑中需要重视和解决的问题。在建筑上应采取必要的防护措施。

地下库具有安全、防光、防尘、冬暖夏凉、库房温度比较持恒等特点,但地下库地面和部分墙壁常在地面以下,潮湿是不容忽视的问题,直接影响地下库的使用效果。

(三)防尘

灰尘多是一种不规则的固定杂质会磨损污染病案,滋生损毁病案的微生物。为此病案进库前应细致除尘,防止将灰尘带入库内;病案进库后应经常清扫除尘,保持库内清洁卫生;库房要安装密闭门窗,阻止灰尘进入库内;要采取措施改善库区周围的环境,净化库区周围的空气;使用病案要注意防尘,使病案经常处于清洁状态。

(四)防虫

害虫对病案的危害是触目惊心的,轻者把纸张蛀成空洞,重者使病案成为碎片,失去使用价值。因此,防虫是病案保护工作的重要任务之一。

目前有记载的档案、图书害虫有 30 多种。在我国常见的档案害虫有 17 种。根据现有资料,按分布范围、发现次数及对档案图书的破坏程度,可将这些害虫分为 3 类,即主要害虫、次要害虫和偶发性害虫。防虫的措施包括:

1.清洁卫生

保持库房内外环境的清洁卫生,以破坏害虫的生存环境,防止害虫的生长和繁殖。建立必要的规章制度,并将库房的卫生工作作为病案管理的日常工作。

2.建筑防虫

病案库房的建筑、选址要适宜,我国大部分医院病案库房由于存储量大、库房紧张,但是在为病案库房选址时,也要注意对病案的保护。屋顶、地板及墙面如有孔、洞及缝隙时,一定要进行修缮,封死害虫可能钻入的通道,防止害虫飞入。

3.消毒

病案入库前要检查是否感染害虫,发现害虫,及时消毒,并将感染害虫的病案单独存放、观察,确定已经消灭害虫后,再将病案上架、归档。另外要有计划、有重点、分期、分批对已入库的病案进行定期检查,以及时发现和破坏害虫稳定的生态环境,抑制其发育和繁殖,减少对病案的损坏。

4.温度和湿度控制

害虫生长发育的适宜温度一般在 22～32 ℃,适宜相对湿度为 70%～90%,病案库房的温度应保持在 14～20 ℃,相对湿度为 45%～60%,当库房温度在 20 ℃以下,相对湿度≤65%则可以有限的抑制害虫的生长繁殖,达到预防害虫的目的。预防害虫是病案库房的重要工作,但是一旦发现害虫应找出害虫的来源,采取有效的灭虫措施,以防蔓延。杀虫措施有:①化学杀虫法:即利用化学药品杀虫。②物理杀虫法:物理杀虫法是利用自然或人为的高温、低温、辐射等物理作用,破坏害虫的生理机能,使其死亡。物理防治法主要有:高温杀虫——一般情况下,不宜使用高温杀虫;低温冷冻杀虫——采用低温杀虫,一般在－20 ℃,可以在短时间内杀死各时期害虫。低温杀虫有室外冷冻、冷库冷冻、冰箱冷冻等方法。

(五)防光

在纸质病案中,用以记录信息的材料为字迹材料。如墨、墨水、油墨、复写纸、圆珠笔、静电复印件、传真件、打印件等字迹材料。这些字迹在光线的长期照射下会逐渐褪色、消失。

光对病案的危害表现是多方面的:

(1)光辐射具有热效应和化学效应影响病案制成材料的耐久性。

(2)光的热效应对磁记录病案的影响很大。

(3)光化学效应对病案纸张材料的危害很大。

(4)光对书写病案使用墨水作用,使病案字迹褪色。

所以病案库房应该注意防止光线过于强烈。

(六)防不适宜的温湿度

1.不适宜温度对病案材料的破坏

高于 30 ℃,低于 0 ℃的库房温度称为不适宜温度。高于 30 ℃,称为高温。低于 0 ℃,称为低温。

库房的温度对病案的有效保存影响很大,当库房温度过高时,纸质材料中的水分受热而蒸发,造成脱水,改变纸张的物理性能,使纸张的耐折度降低,脆性增强。高温会使字迹、图像模糊不清;高温还影响胶片的片基与乳剂层分离,影响了影像的清晰度,使胶片粘连在一起。高温可以促使害虫及有害微生物的滋生和繁殖。

库房温度过低会使纸张失去安全水分,发干变脆。胶片中的明胶膜变脆,强度降低。

库房的温度应保持在持恒的标准范围内,如果温度经常波动,会使病案的纸张、胶片、磁盘等随之受到不同温度的影响,出现热胀冷缩,使其稳定性降低,减少各病案制成材料的寿命。当库房温度低于 0 ℃时,可采用暖气或空调增温的方法。

2.不适宜湿度对病案的危害

不适宜湿度是指高于 70%、低于 35% 以下的库房相对湿度。相对湿度高于 70%,称为高湿,低于 35%,称为低湿。

病案库房的湿度对病案制成材料含水量影响极大。在高湿状态下,纸质病案的含水量增多,会加速纸张纤维素的水解,同时高湿可以使纸张纤维吸水性膨胀,结合力下降,机械强度降低。缩微胶片在高湿状态下造成乳剂层吸水膨胀,出现永久变性,影响影像的清晰度;湿度过高会使耐久性差的纯蓝墨水、红墨水、印台油字迹扩散,严重时字迹模糊;高湿还有利于害虫及有害微生物的生长繁殖。对病案的安全有极大的威胁。

低湿会使纸张水分减少、发干、变脆,造成纸张的强度降低,也能够造成胶片的带基变形,降低柔软性,引起乳剂层脱落。

不适宜温度、湿度对病案的长久保存带来不利的影响,使病案的寿命降低。因此在日常工作中应注意保持恒定的温度、湿度,经常测量库房的空气状态参数,是非常重要的工作。

我国档案库房温度标准为 14~24 ℃,相对湿度 45%~60%,这项标准的制定考虑了多方面的因素,一方面符合我国地理环境;另外照顾到我国的基本国情和现有的经济条件,同时也兼顾了必须保证工作人员的工作环境,有利于身心健康等多方面的原因。

(七)防有害微生物

由于病案在门诊、病房的运行,不可避免地受到细菌、真菌等微生物的危害,另外病案库房的不良环境,也可使细菌滋生。

1.微生物对病案的危害

微生物可以分解纸张,使纸张强度下降,提高纸张酸度,使纸张变色、变脆,成为碎片,黏结纸张,危害字迹,褪色、润化;在纸张上留下污垢和霉斑,遮盖字迹,损坏纸张。有些有害微生物会分泌毒气,毒害人体;如库房内严重真菌污染,工作人员可引起消化道、呼吸道的真菌感染。对缩微胶片的危害是能够分解胶片明胶中的蛋白质,使明胶液化图像模糊,当胶片受到真菌污染后,可覆盖图像。

2.预防及杀灭有害微生物

(1)防止交叉感染:病案在门诊、病房使用过程中注意防止细菌、真菌等污染,防止和降低医院感染的措施有力地控制了病案在使用过程中的污染。

(2)控制库房的温度和湿度:微生物按照其对温度的适应状况分为高温性、中温性和低温性 3 种。一般适宜微生物生长的温度为20～37 ℃,多数真菌发育的最低温度为 1～5 ℃,最适宜温度为 22～28 ℃,最高可达 30～35 ℃。低温能够使微生物的代谢活动受到抑制,但并没有死亡,当温度升高时,可恢复正常生命活动。应控制库房温度在 20 ℃以下,可抑制害虫的生长、繁殖。病案库房的相对湿度应在 45%～55%之间,存放缩微胶片的库房相对湿度应在 30%～40%之间。

(3)酸碱度:最适宜细菌生长的 pH 是 6.5～7.5。适应范围3.8～12之间;最适宜真菌生长的 pH 是 4.0～5.8。适应范围 1.5～8.5 之间。强酸强碱都可以杀菌。

(4)保持库房的清洁:定期打扫库房,使库房内设备无尘、无积水,减少真菌污染。病案从病房回收后,不要立即入库,经过检查或消毒后,再归档入库。另外,库房内严禁携带和存放食物。

(5)采用安全有效的防霉剂:采用防霉剂的原则是安全、有效、无害。即对病案纸张、字迹无损坏,有较强的抗菌效力及广谱性;不良反应小,对人体无害。常用的防霉剂有香叶醇长效抗霉灵、五氯苯酚钠和 3 号中药气相防霉剂等。

(6)消毒、灭菌:当发现病案已感染有害微生物后,应立即采取灭菌措施。物理无菌方法有冷冻真空干燥灭菌、辐射灭菌(如微波灭菌和 γ 射线灭菌),化学灭菌法有环氧乙烷和甲醛熏蒸灭菌等方法。

在消毒灭菌方法的选择上,应遵循对病案无损坏、环境污染小、对人体无害和灭菌效果好的原则。

八、对缩微胶片和光盘病案的保护

(一)缩微病案的保护

缩微病案的保护与纸质病案一样要注意防水、防火、防尘、防光,温湿度适宜。

（1）缩微病案储存室及阅览室应是独立的房间,室内应设置灭火器材。

（2）储存室要设专人管理,定期抽样检查胶片。

（3）储存室温度 18～22 ℃,相对湿度 35％～45％。

（4）定期打扫卫生:灰尘对缩微胶片十分有害。

（5）应避免光照胶片。

（6）放置胶片的柜子应选用特制的,胶片柜底部距离地面 15 cm。

（7）阅读者最好戴手套或使用小镊子夹取胶片,阅后的胶片及时归还。

（二）光盘病案的保护

（1）不能购买价格低廉的光盘片。

（2）盘片不能直接裸露在外,需要有包装盒保护起来。

（3）光盘病案要远离磁场。

（4）光盘要避免光照,因为紫外线可加速盘片染料氧化,影响盘片的质量。

（5）存放环境避免高温,高温会使盘片老化。

（6）注意防潮,光盘会因潮湿变质。

（7）正确拿放,防止盘面硬性划伤、污损,影响使用。

（8）以立式存放病案光盘,长期平放会使光盘变形,读取时会因光盘不平整产生抖动,影响读取。

（9）定期检查光盘,如发现读碟不畅,及时备份。

九、病案的修复

（一）灾后病案的抢救

在病案长期保管和使用过程中,不可避免地受到理化因素和有害生物的影响,或受到自然灾害(如水灾)的危害,使病案受到不同程度的损害,因此病案的抢救和修复工作是病案管理人员的必修课。

（二）修复原则

1.保持病案资料的原貌

病案的使用价值,在于每个数据,每项内容都至关重要,不能更改,在修复过程中注意保护病案的原貌,不能随意涂改、遗漏或造成纸张边角残缺等,以维护病案的法律价值。

2.使用的修复方法要经过试验

为了避免由于修复方法不当引起的病案损坏,在修复损坏的病案之前要制定修复的方案,并向有经验的同行请教,并经过试验后方能进行实际操作,确有把握后再进行,最好在有经验的专业人员指导下进行。

3.修复过程中尽可能采用可逆的方法

修复过程中所采用的各种方法及纸张、糨糊、加固材料不应对病案制成材料产生不良反应,并尽可能是可逆的。以便再次修复,有利于延长病案的使用价值。

(三)水灾后病案的抢救措施

1.纸质病案的去污

病案被污染的因素有多方面,如灰尘、墨点及被雨水浸泡后的水渍等,可能影响到病案的整洁,或遮盖字迹影响使用。病案与其他档案的区别在于其体现更多的法律价值。因此,更要注重保护病案的原貌。严禁用刀刮、砂纸打磨、橡皮膏粘贴等去污方法,也不主张使用化学药剂的去污方法,而力求保护病案的原始记录。

水洗去污法:当病案遭受到水灾的危害,被雨水浸泡后,污垢遮盖了字迹或图像时,可用干净的刷子轻轻刷去污泥,如果仍存有水渍,影响字迹的清晰度时,可用清水冲洗污泥,在清除污泥前首先鉴别字迹的耐水性,根据情况分别处理。耐水性好的病案,可将其浸泡在干净水中,并用刷子轻轻刷洗至能够显示出字迹为止,然后换干净水冲洗。如果病案文件纸张强度差,水洗时要在盆内放一托板,把文件放在托板上慢慢刷洗,可避免纸张受到损坏。

病案的去污方法应以保护病案原始记录为唯一的原则,如果使用水洗去污可能涸化字迹,造成更大范围或更严重的字迹褪色时,应放弃去污方法,以保护病案的原貌。

2.被水淹过的病案应采用干燥的方法

(1)室内风扇吹干。

(2)远红外线干燥法照射。

(3)利用真空冷冻干燥法。

(4)常压低温干燥法。

(5)去湿机减湿干燥法。

3.缩微胶片的去污

当缩微胶片遭水淹后,应及时进行降温、清洗及坚膜处理。以防产生划痕。具体方法是:将胶片放在 18 ℃以下的干净低温水中,用棉球轻轻擦洗胶片上的污泥后,用流动水冲洗、晾干。

如果长时间被水浸泡,胶片上的明胶充分膨胀,把胶片按以上方法处理后,应使用甲醛溶液进行坚膜处理,然后用流动的清水冲洗 15 分钟,最后,如果是黑白胶片可放入润湿液中 1 分钟后拿出;如果是彩色胶片,放入稳定液中 1～1.5 分钟,随后拿出晾干。

　　灾后病案的修复是一项细致的工作,要在有充分准备的情况下,有计划、有步骤地谨慎进行,确有把握后再着手修复工作。不要操之过急,贸然行事,以免造成不可避免的损失。

第五章

病案质量管理

第一节 病案质量管理概述

病案质量管理是指导和控制与病案质量有关的活动。根据质量管理理论，病案质量管理也存在确定病案质量方针与质量目标，提出各类相关人员对病案质量的职责，开展病案质量策划与质量控制，制订质量保证和持续病案质量改进方案等环节。

病案质量方针应当根据不同的医院实际情况，由病案委员会提出，经医院领导认可。病案的质量方针可以是长期的，也可以是阶段性的。当医院认为自身存在病案书写格式问题时，可能会提出"消灭丙级病案"的质量方针。当病案在医疗、科研、教学的支持方面出问题时，可能会强调"注重病案内涵"的质量方针，而当各方面都达到一定水平时，可能会提出"争取国内一流病案质量"的质量方针。不同的质量方针将是病案质量方向或定位，也为医院病案质量目标提供框架，即病案质量目标可以根据这个框架来设立。病案质量方针也将作为病历书写者的行为准则。

病案质量方针和质量目标不仅应与医院对病案质量发展方向相一致，而且应能体现患者及其他病案用户的需求和期望。质量方针的制订可以原则一些，但目标必须具体，可测量的、可分层的、可实现的。假设某医院提出病案合格率、良好率和优秀率的质量目标时，应根据医院的实际情况，分析存在不合格病案的发生率，发生科室，发生原因，继而引导出质量目标。如手术科室由于工作压力大，医疗风险大，医疗纠纷多，因此质量目标定位上，在某一个阶段中可能会低于其他非手术科室。质量目标的制订通常要高于我们日常的水准，这样才会有努力的方向。在制订质量目标时,一定要注意一些不切合实际的情况,如不能将病案定位于"法律文书"。如果是法律文书,就需要极为严谨的逻辑描述,滴水不漏。而实际上,病历记录最好是医师思维过程的提炼、简化、真实地反映。不同的医师对疾病的认识不同,因此也可以有不同的诊疗意见。这也是医疗行业高风险所在,是客观的。

医疗是群体性参与,病案质量也是群体的综合质量反映。对于不同人员应有不同的职责。医院领导,医院病案委员负有制订方针、目标的责任,医师、护士、医技人员负有写好病历的责任。凡参与病历书写的人员都应当遵循《病历书写基本规范》(下简称规范)的要求,注意完成记录的时限要求,保证书写的整洁性,可辨识性,真实性及合法性。所谓合法性是指记录人的合法性及记录内容修改要按《规范》要求。

涉及住院病历书写质量的主要人员职责如下。

一、正(副)主任医师

关注住院医师、实习医师的培养,参加查房,同时也对病案书写质量进行评估、监控。

二、主治医师

主治医师负责病房的日常管理工作,组织会诊、查房及住院病历的质量,重点如下。

(一)病案的完全性检查

保证每一项记录内容都收集到,包括:病案首页、入院记录、病程记录、手术记录、出院记录、各类检查化验报告等。

(二)合法性检查

确保各项记录的医师签字,特别是知情同意书的签字。

(三)内涵性检查

保证病案记录不是流水账,能够反映医师对疾病的观察与诊疗过程,反映临床思维过程,反映各级医师查房的意见。完成出院病案最后的审查及签名。

三、住院医师

负责病历的日常记录,包括上级医师的查房记录、会诊申请及各项医嘱记录等。同时负责各种化验、检查报告的回收与粘贴。

四、护士

负责危重患者的护理病历记录、日常医嘱执行记录、体温（血压、脉搏、呼吸）记录等。当医师完成所有记录之后，应交由护士管理，最终转交病案人员。

病案质量控制的目标就是确保病案的书写内容质量及格式能够满足医疗、科研、教学、医疗付费、医院管理及法律法规等各方面所提出的质量要求，符合病历书写基本规范，是对其适用性、可靠性、安全性、逻辑性、合法性等内容的监控。质量控制的范围涉及病案形成全过程的各个环节，如医疗表格设计过程、病案内容采集过程、病案书写过程等。

第二节　病案质量管理的任务

病案质量管理是医院质量管理的重要内容，其主要任务是制订管理目标、建立质量标准、完善各项规章制度、进行全员病案质量教育、建立指标体系和评估系统，并且定期评价工作结果，总结、反馈。病案质量管理任务的实施对于促进医院的医疗水平和服务水平有着重要的意义。

一、制订病案质量目标和质量标准

根据病案工作的性质和规律，制订病案质量管理总体目标，结合每个岗位和每个工作环节制定岗位目标。加强质量意识，充分调动各级医务人员的积极性，有的放矢的为预期达到的理想和方向努力。在此基础上，建立健全病案质量管理体系和安全有效的医疗管理机制，以保障质量目标的实现。推进病案工作向规范化、制度化发展，以保证和巩固基础医疗和护理质量，保证医疗服务的安全性和有效性。

二、进行全员病案质量教育

为了提高医务人员的质量意识，有组织、有计划、有系统地对参与病案质量的医疗、护理、技术人员进行质量管理相关理论和专业知识的教育和培训。加强医务人员参与质量管理的积极性、主动性和创造性，明确每个工作人员对病案质量所负的责任和义务。注重病案形成全过程的环节质量,自觉地遵守职业道德,各尽其责,使病案整体质量不断提高。

三、完善各项规章制度

完善的管理制度,是确保病案质量控制工作持续、规律开展的根本。因此,要根据医疗、科研、教学需要,要以国家卫生法律法规为依据,结合病案工作的实际,制订和完善一系列病案管理制度和各级人员岗位责任制。按病案的流程,把各项工作规范到位;按规章制度,把质量管理落实到位。使各级医务人员责、权、利明确,各项工作更加科学、规范。

四、建立指标体系和评估系统

病案质量监控主要是建立指标体系和评估系统,通过评估,检查是否达到设定的标准。可以促进病案质量控制更加科学、不断完善。不仅能够了解各级医务人员履行各自的职责情况,还需要对质量目标、各项标准和制度进行监测和评价,不断发现问题随时对质量目标、标准和制度进行修改,使质量体系更加完善。

五、定期总结、反馈

根据不同时期,对质量实施过程中的成绩和问题进行总结、反馈,定期评价工作结果。通过对比分析,找出差距,嘉奖鼓励先进,对存在的问题进行客观分析,总结提高。有利于不断确立新的目标,促进病案质量管理良性循环,保证病案质量控制的效果。

第三节 病案质量管理的内容

病历书写质量反映着医院的医疗质量与管理质量,是医院重点管理工作。病历书写质量监控是全过程的即时监控与管理,以便及时纠正在诊疗过程中影响患者安全和医疗质量的因素,促进医疗持续改进,为公众提供安全可靠的医疗服务。

一、病案书写质量管理的目的

(一)医疗安全目的

以患者安全为出发点,对诊疗过程中涉及落实医疗安全核心制度的内容进行重点监控,包括首诊负责制度、三级医师查房制度、分级护理制度、疑难病例讨论制度、会诊制度、危重患者抢救制度、术前讨论制度、死亡病例讨论制度、查对制度、病案书写基本规范与管理制度、交接班制度、技术准入制度等,是医疗质量管理的关键环节,在病历中能够真实体现实施过程。

(二)法律证据目的

以法律法规为原则,依法规范医务人员的诊疗行为。如医师行医资质;新技术准入制度;各种特殊检查、治疗、手术知情同意书签署情况及其他需与患者或家属沟通履行告知义务的文件;输血及血制品使用的指征;植入人工器官的管理;毒、麻、精神等药品使用及管理制度等。可以通过病历记录,对以上法规的执行情况进行监控和管理。

(三)医学伦理学目的

重视在病历书写中贯穿的医学伦理特点,科学、严谨、规范的书写各项记录有利于规范医疗行为,保护患者安全。医疗中的许多判定往往是医疗技术判断和伦理判断的结合。从具体的病历书写中可以体现医师伦理道德。如在病史采集过程中,临床医师全面和真实地收集与疾病相关的资料,了解病史及疾病演变过程并详细记载;从病情分析记录中反映了医师周密的逻辑思维,体现医疗过程的严谨和规范;治疗中坚持整体优化的原则,选择疗效最优、康复最快、痛苦最小、风险最小、副损伤最小、最经济方便的医疗方案;以及知情同意书中对患者的权利尊重等,这些都是医学伦理的具体实践,也是医学伦理对临床医师的基本要求。

(四)医师培养目的

培养医师临床思维方法。病历真实地记录了医师的临床思维过程。通过病历书写对疾病现象进行综合分析、判断推理,由此认识疾病,判断鉴别,作出决策。如在书写现病史的过程中培养了整理归纳能力和综合分析能力;诊断和鉴别诊断的书写过程,能够培养医师逻辑思维方法,以及对疾病规律的认识,将有助于更客观、更科学的临床决策,提高医疗水平。

二、病历书写质量管理的内容

病历书写质量管理的范围包括急诊留观病历、门诊病历和住院病历的书写质量。应按照卫生部(卫医政发[2010]11号,2010年1月22日)《病历书写基本规范》对病历书写的客观、真实、准确、及时、完整、规范等方面进行监控。

(一)病历组成

住院病历的重点监控内容包括病案首页、入院记录、病程记录、各项特殊检查及特殊治疗的知情同意书、医嘱单、各种检查报告单和出院(死亡)记录等。

1.住院病案首页

住院病案首页在患者出院前完成,书写质量要求各项内容填写准确、完整、规范,不得有空项或填写不全。病案首页填写各项与病历内容相符合。重点是出院诊断中主要诊断选择的正确性和其他诊断的完整性。

2.入院记录

入院记录应当于患者入院后24小时内完成,质量监控内容包括:①主诉所述症状(或体征)重点突出、简明扼要。具体部位及时间要准确,能反映出疾病的本质。当有多个症状时,要选择与本次疾病联系最密切的主要症状。②现病史内容要求全面、完整、系统。要科学、客观、准确地采集病史;能够反映本次疾病发生、演变、诊疗过程;重点突出,思路清晰。考察书写病历的医师对病史的了解程度和对该疾病的诊断、鉴别诊断的临床思路。③既往史、个人史、月经史、生育史、家族史简明记录,不要遗漏与患者发病有关联的重要病史及家族史。④体格检查的准确性,阳性体征及有鉴别意义的阴性体征是否遗漏。

3.病程记录

病程记录按照《病历书写基本规范》的要求完成各项记录。

(1)首次病程记录:首次病程记录即患者入院后的第一次病程记录,病例特点应对主诉及主要的症状、体征及辅助检查结果高度概括,突出特点。提出最可能的诊断、鉴别诊断及根据,要写出疾病的具体特点及鉴别要点,为证实诊断和鉴别诊断还应进行哪些检查及理由。诊疗计划要具体,并体现最优化和个体化治疗方案,各项检查、治疗有针对性。

(2)日常的病程记录:日常的病程记录应简要记录患者病情及诊疗过程,病情变化时应及时记录病情演变的过程,并有分析、判断、处理及结果;重要的治疗应做详细记录,对治疗中改变的药物、治疗方式进行说明。及时记录辅助检查异常(或正常)结果、分析及处理措施。抢救记录应及时记录患者的病情变化情况,抢救时间及措施,参加抢救的医师姓名、上级医师指导意见及患者家属对抢救、治疗的态度及意愿。出院前一天的病程记录,内容包括患者病情变化及上级医师是否同意出院的意见。

（3）上级医师查房记录：上级医师查房记录中的首次查房记录要求上级医师核实下级医师书写的病史有无补充，体征有无新发现；陈述诊断依据和鉴别诊断，提出下一步诊疗计划和具体医嘱；三级医院的查房内容除要求解决疑难问题外，应有教学意识并体现出当前国内外医学发展的新水平。疑难或危重病例应有科主任或主（副主）任医师的查房记录，要记录具体发表意见医师的姓名、专业技术职称及意见，不能笼统地记录全体意见。

（4）会诊记录：会诊记录中申请会诊记录应包括患者病情及诊疗经过，申请会诊理由和目的；会诊记录的意见应具体，针对申请会诊科室要求解决的问题提出诊疗建议，达到会诊目的。

（5）围术期相关记录：①术前小结，重点是术前病情，手术治疗的理由，具体手术指征，拟实施手术名称和方式、拟实施麻醉方式，术中术后可能出现的情况及对策。②术前讨论记录，对术前准备情况、手术指征应具体，有针对性，能够体现最佳治疗方案；在场的各级医师充分发表的意见；对术中可能出现的意外有防范措施。新开展的手术及大型手术须由科主任或授权的上级医师签名确认。③麻醉记录及麻醉访视记录，麻醉记录重点监控患者生命体征、麻醉前用药、术前诊断、术中诊断、麻醉方式、麻醉期间用药及处理、手术起止时间、麻醉医师签名等记录准确，与手术记录相符合。术前麻醉访视记录重点是麻醉前风险评估、拟实施的麻醉方式、麻醉适应证及麻醉前需要注意的问题、术前麻醉医嘱等。术后麻醉访视记录重点是术后麻醉恢复情况、生命体征及特殊情况如气管插管等记录。④手术记录应在术后 24 小时内完成，除一般项目外，术前诊断、术中诊断、术中发现、手术名称、术者及助手姓名应逐一填写。详细记录手术时体位、皮肤消毒、铺无菌巾的方法、切口部位、名称及长度、手术步骤；重点记录病变部位及大小、术中病情变化和处理、麻醉种类和反应、术后给予的治疗措施及切除标本送检情况等。⑤手术安全核查记录，对重点核查项目监控，有患者身份、手术部位、手术方式、麻醉和手术风险、手术物品的清点、输血品种和输血量的核对记录。手术医师、麻醉医师和巡回护士的核对、确认和签名。

4.知情同意书

知情同意书在进行特殊检查、治疗、各类手术（操作）前，应向患者或家属告知该项手术或检查、治疗的风险、替代医疗方案，须签署知情同意书；在患者诊治过程中医师需向患者或家属具体明确地交代病情、诊治情况、使用自费药物等事项，并详细记录，同时记录他们对治疗的意愿。如自动出院、放弃治疗者须有患者或家属签字。各项知情同意书必须有患者或家属及有关医师的签名。

5.检查报告单

检查报告单应与医嘱、病程相符合。输血前应有乙肝五项、转氨酶、丙肝抗体、梅毒抗体、HIV 各项检查报告单内容齐全,粘贴整齐、排列规范、标记清楚。

6.医嘱

医嘱内容应当准确、清楚,每项医嘱应当只包含一个内容,并注明下达时间,应当具体到分钟。打印的医嘱单须有医师签名。

7.出院记录

出院记录应当在患者出院前完成。对患者住院期间的症状、体征及治疗效果等,对遗有伤口、引流或固定的石膏等情况详细记录。出院医嘱中,继续服用的药物要写清楚,药名、剂量、用法等。出院后复查时间及注意事项要有明确记录。

8.死亡记录

住院患者抢救无效而死亡者,应当在患者死亡后 24 小时内完成死亡记录。重点监控内容是住院时情况、诊疗经过、病情转危原因及过程,抢救经过、死亡时间、死亡原因及最后诊断。

9.死亡讨论记录

于患者死亡后 1 周内完成,由科主任或副主任医师以上职称的医师主持,对死亡原因进行分析和讨论。

(二)门诊病历质量内容

一般项目填写完整,每页门诊病案记录纸必须有就诊日期、患者姓名、科别和病案号。主诉要求准确、重点突出、简明扼要。初诊病史采集准确、完整,与主诉相符,并有鉴别诊断的内容。复诊病史描述治疗后自觉症状的变化,治疗效果。对于不能确诊的病例,应有鉴别诊断的内容。既往史重点记录与本病诊断相关的既往史及药物过敏史。查体记录具体、确切。确诊及时、正确;处理措施及时、得当。检查、治疗有针对性。注意维护患者的权利(知情权、隐私权)。

(三)急诊留观病历质量管理内容

急诊留诊观察病历包括初诊病历记录(门、急诊就诊记录)、留诊观察首次病程记录、病程记录、化验结果评估和出科记录等内容。留诊观察首次病程记录内容包括病例特点,诊断和鉴别诊断,一般处理和病情交代。病程记录每 24 小时不得少于两次,急、危、重症随时记录;交接班、转科、转院均应有病程记录。须有患者就诊时间和离开观察室时间,并记录去向。化验结果评估须对检查结果进行分析。出科记录简明记录患者来院时情况,诊疗过程及离开时病情。

三、临床路径实施中的病案质量管理

临床路径是由医师、护士及相关人员组成一组成员,共同对某一特定的诊断或手术作出最适当的有顺序性和时间性的照顾计划,使患者从入院到出院的诊疗按计划进行,从而避免康复的延迟和减少资源的浪费,是一种以循证医学证据和指南为指导来促进治疗组织和疾病管理的方法。临床路径的实施,可以有效地规范医疗行为,保证医疗资源合理及有效使用。在临床路径具体执行中,病历质量监控是不可忽视的,通过病历记录可以监控临床路径的执行内容和流程,分析变异因素,有效论证临床路径实施方案的科学性、规范性和可操作性,使临床路径的方案不断完善。根据临床路径制订方案(医师版表单)所设立的内容,遵循疾病诊疗指南对住院病历质量进行重点监控。

(一)进入路径标准

病种的选择是以疾病的诊断、分型和治疗方案为依据进入相应的路径。是否符合入径标准,可以通过入院记录中现病史对主要症状体征的描述,体格检查中所记录的体征、辅助检查的结果是否支持该病种的诊断,上级医师查房对病情的评估等几个方面进行评价。

(二)治疗方案及治疗时间

根据病程记录,以日为单位的各种医疗活动多学科记录,观察治疗方法、手术术式、疾病的治疗进度、完成各项检查及治疗项目的时间、流程。治疗措施的及时性、抗生素的使用是否规范。

(三)出院标准及治疗效果

检查患者出院前的病程记录和出院记录,根据患者出院前症状、体征及各项检查、化验结果对照诊疗指南制订的评价指标和疗效及临床路径表单(医师版)制订的出院标准。

(四)变异因素

对于出现变异而退出路径的病历,应进行重点分析。确定是不是变异,引起变异的原因,同一变异的发生率是多少等。

(五)患者安全

在执行临床路径中,患者安全也是病历质量监控的主要目的。治疗过程中其治疗方式对患者的安全是否受到危害,路径的选择对患者是不是最优化的治疗,避免盲目追求入径指标而侵害了患者的利益。

四、病历质量四级管理

（一）一级管理

由科主任、病案委员、主治医师组成一级病案质量监控小组。对住院医师的病案质量实行监控,指导、督促住院医师按标准完成每一份住院病案,是病区主治医师重要的、必须履行的日常工作之一。要做到经常性的自查、自控本科室或本病房的病案质量,不断提高各级医师病案质量意识和责任心。科主任或病区主任医师(副主任医师)应检查、审核主治医师对住院医师病案质量控制的结果。"一级质量监控小组"是源头和环节管理最根本、最重要的组织。如果工作人员素质不高,质量意识差,是造不出合格的或优质产品的。所以,最根本的是科室一级病案质量监控。

（二）二级管理

医务部是医疗行政管理主要部门,由他们组成一级病案质量监控小组,每月应定期和不定期,定量或不定量地抽检各病区和门诊各科病案。还应参加各病房教学查房,观察主任查房,参加病房重大抢救,疑难病例讨论,新开展的风险手术术前讨论,特殊的检查操作,有医疗缺陷、纠纷、事故及死亡的病案讨论。结合病历书写,严格要求和督促各级医师重视医疗质量,认真写好病案,管理好病案,真正发挥医务部门二级病案质量的监控作用。

（三）三级管理

医院病案终末质量监控小组每天检查已出院病历。病案质量监控医师应对每份出院病案进行认真严格的质量检查,定期将检查结果向有关领导及医疗行政管理部门汇报,并向相关科室和个人反馈检查结果。病案科质量监控医师所承担的是日常质量监控工作,是全面的病案质量监控工作。由于每个人都有自己的专业限定,因此在质量监控工作中要经常与临床医师沟通,并经常参加业务学习和培训,坚持临床工作,提高业务水平和知识更新。

（四）四级管理

病案质量管理委员会是病案质量管理的最高权威组织,主任委员和副主任委员应定期或不定期,定量或不定量,普查与抽查全院各科病案,审查和评估各科的病案质量,特别是内涵质量。检查可以侧重重大抢救、疑难病案、死亡病案、手术后10天之内死亡病案或有缺陷、纠纷、差错、事故的病案。从中吸取教训,总结经验,提高内涵质量。可采取各种方法,最少每个季度应活动一次,每年举办一次病案展览。如有不合格病案或反复书写病案不合格医师,应采取措施,进行病案书写的基本功训练。发挥病案质量管理委员会指导作用,不断提高病案的内涵质量和管理质量。

第四节 病案信息专业技术环节质量评估及监控指标

病案科工作质量的管理应当有目标,管理有专人,有记录。病案科的岗位设置可多达数十个,每一个岗位都应当有质量目标。下面列举的几个重要项目:

一、病案号管理要求

病案的建重率是一所医院病案管理水平重要衡量标准,保证患者一人一份病案是必要的,有利于医疗的延续性,统计的准确性。严格控制病案号的分派,杜绝患者重建病案或病案号重复发放,及时合并发现的重号病案是病案管理的重要环节。病案的建重率应当控制在 0.3% 以内。

二、入院登记工作质量要求

认真准确做好入院登记工作,坚持核对制度,准确书写或计算机输入患者姓名、身份证明资料和病案号,正确率为 100%;患者姓名索引卡的登记应避免一个患者重复建索引卡或一个患者有多个病案号;再次住院患者信息变化时切忌将原信息资料涂掉。保证各项数据的真实、可靠、完整和安全。及时、准确提供查询病案号服务,提供病案号的正确率为 100%。录入计算机的数据应保证其安全性和长期可读性。

三、出院整理、装订工作质量要求

出院病案按时、完整的收回和签收,根据排列程序整理,其 24 小时回收率为 100%;保证各项病案资料的完整及连续。出院病案排序正确率≥98%。出院病案装订正确率为 100%。分科登记及时、准确。

四、编码工作质量要求

编码员应有国际疾病分类技能认证证书,熟练掌握国际疾病分类 ICD-10 和

ICD-9-CM-3 手术操作分类方法,并对住院病案首页中的各项诊断逐一编码。疾病分类的编码正确率≥95％;手术操作编码正确率≥95％。负责疾病诊断检索工作,做到及时、准确。

五、归档工作质量要求

坚持核对制度,防止归档错误。保持病案排放整齐,保持松紧适度,防止病案袋或病案纸张破损。病案归档正确率为 100％。各项化验报告检查单正确粘贴率 100％。

六、供应工作质量要求

严格遵守病案借阅制度,及时、准确地提供病案,维护患者知情权、隐私权。必须建立示踪系统,借出病案科的病案应按时限收回。

七、病案示踪系统质量要求

准确、及时、完整地进行病案的出入库登记,准确显示每份病案的动态位置。记录使用病案者的姓名、单位和联系电话及用途。

八、病案复印工作质量要求

复印手续及复印制度符合《医疗事故处理条例》的要求,复印件字迹清晰。复印记录有登记备案,注意保护患者隐私。

九、医疗统计工作质量要求

按时完成医疗行政部门管理要求的报表,利用计算机可以完成主要医疗指标的临时报表。每年出版医院统计报表及分析报告。每天向院长及相关职能部门上报统计日报表。出入院报表 24 小时回收率为 100％。病案统计工作计算机应用率为 100％。各类医学统计报表准确率为 100％。统计人员必须有统计员上岗证。

十、门诊病案工作主要监控指标

门诊病案在架率(或者可以说明去向)为 100％;门诊病案传送时间≤30 分钟;送出错误率≤0.3％;当日回收率 95％(因故不能回收的病案应能知道去向);门诊化验检查报告 24 小时内粘贴率 99％(医师写错号、错名且不能当即查明的应限制在≤1%);门诊化验检查报告粘贴准确率100%;门诊病案出、入库登记错误率≤0.3%;门诊病案借阅归还率100%;门诊患者姓名索引准确率(建立、归档、入机)100%;挂号准确率≥99%;挂号信息(挂号证)传出时间≤10分钟。

第五节　病案质量管理的方法

一、全面质量管理

全面质量管理(total quality management,TQM)是把组织管理、数理统计、全程追踪和运用现代科学技术方法有机结合起来的一种系统管理。全面质量管理就是对质量形成的全部门、全员和全过程进行有效的系统管理。

(一)全面质量管理的指导思想

全面质量管理有一系列科学观点指导质量管理活动,其指导思想是"质量第一,用户至上""一切以预防为主""用数据说话""按P、D、C、A循环办事"。

1.用户至上

也就是强调以用户为中心,为用户服务的思想。其所指的用户是广义的,凡产品、服务的直接受用者或企业内部,下一工序是上一工序的用户。全面质量管理的指导思想也体现在对质量的追求,要求全体员工,尤其是领导层要有强烈的质量意识,并付之于质量形成的全过程。其产品质量与服务质量必须满足用户的要求,质量的评价则以用户的满意程度为标准。它既体现质量管理的全面性、科学性,也体现质量管理的预防性和服务性。

2.预防为主

强调事先控制,是在质量管理中,重视产品设计,在设计上加以改进,将质量隐患消除在产品形成过程的早期阶段,同时对产品质量信息及时反馈并认真处理。

3.用数据说话

所体现的是在全面质量管理过程中需要科学的工作作风。对于质量的评价要运用科学的统计方法进行分析,对于影响产品质量的各种因素,系统地收集有关资料,经过分析处理后,得出正确的定性结论,并准确地找出影响产品质量的主要因素。最终,实现对产品质量的控制。

4.按 P、D、C、A 循环办事

全面质量管理的工作程序,遵循计划阶段(plan)、执行阶段(do)、检查阶段(check)和处理阶段(action)顺序展开,简称为 PDCA 循环。在保证质量的基础上,按 PDCA 循环模式进行持续改进,是全面质量管理的精髓。通过不断循环上升,使整体质量管理水平不断提高。

(二)全面质量管理的基本方法——PDCA 循环法

P、D、C、A 循环最早由美国戴明博士所倡导,故又称戴明循环。是全面质量工作的基本程序。共分为 4 个阶段,8 个步骤。

1.第一阶段为计划阶段(plan)

在制订计划前应认真分析现状,找出存在的质量问题并分析产生质量问题的各种原因或影响因素,从中找出影响质量的主要因素,制订有针对性的计划。此阶段为 4 个步骤:①第一步骤分析现状找出问题。②第二步骤找出造成问题的原因。③第三步骤找出其中的主要原因。④第四步骤针对主要原因,制订措施计划。

2.第二阶段为执行阶段(do)

按预定计划和措施具体实施。此阶段为第五步骤,即按措施计划执行。

3.第三阶段为检查阶段(check)

把实际工作结果与预期目标对比,检查在执行过程中的落实情况。此阶段为第六步骤,检查计划执行情况。

4.第四阶段为总结处理阶段(action)

在此阶段,将执行检查的效果进行标准化处理,完善制度条例,以便巩固。在此循环中出现的特殊情况或问题,将在下一个管理计划中完善。此阶段分为 2 个步骤:①第七步骤是巩固措施,对检查结果按标准处理,制订制度条例,以便巩固。②第八步骤是对不能做标准化处理的遗留问题,转入下一轮循环;或作标准化动态更新处理。

这 4 个阶段循环不停地进行下去,称为 PDCA 循环。质量计划工作运用 PDCA 循环法(计划-执行-检查-总结),即计划工作要经过 4 个阶段为一次循环,然后再向高一步循环,使质量步步提高。

(三)全面质量管理在病案质量管理中的应用

在病案质量管理中,PDCA 循环方法已经得到广泛应用,取得了良好的效果。

1.第一计划阶段(plan)

实施病案质量管理首先要制订病案质量管理计划。第一步骤要进行普遍的调查,认真分析现状,找出当前病案质量管理中存在的问题,包括共性问题和个性问题。第二步骤分析产生这些质量问题的各种原因或影响因素。第三步骤从中找出影响病案质量的主要因素。第四步骤针对主要原因,制订有针对性的计划和措施。计划是一种目标和策略,计划包括长期计划,可以是3年、5年;短期计划为月度、季度或年度计划。病案质量管理计划包括病案质量管理制度、质量管理流程、质量管理标准、质量管理岗位职责等。

2.第二阶段为执行阶段(do)

按预定的病案质量管理计划和措施具体实施。此阶段分为两个步骤;第一要建立病案质量控制组织,健全四级质量控制组织,明确各级质量控制组织的分工和职责。第二要进行教育和培训。对全体医务人员进行质量意识的培训,强化医务人员执行计划的自觉性,是提高病案质量保证患者安全的有效措施。

3.第三阶段为检查阶段(check)

把实际工作结果与预期目标对比,检查在执行过程中的落实情况是否达到预期目标。在病历质量监控中,注重对各个环节的质量控制。如在围术期的病历检查时,要在患者实施手术前,对术前小结、术前讨论、术前评估及术前与患者或家属的告知谈话记录等内容进行质量控制,确保病历的及时性、准确性和规范性。

4.第四阶段为总结处理阶段(action)

病案质量管理工作应定期进行总结,将检查的效果进行标准化处理。此阶段分为2个步骤;第一步是对检查结果按标准处理,分析主要存在的缺陷和原因。明确哪些是符合标准的,哪些没有达到质量标准。并分析没有达标的原因和影响程度。哪些是普遍问题,哪些是特殊问题,是人为因素还是系统问题等。第二步是反馈,定期组织召开质量分析例会,将总结的结果及时反馈到相关科室和临床医师中去。使临床医师及时了解实施效果,采取改进措施,并为今后工作提出可行性意见。如果是标准的问题或是流程的问题,可以及时修改,以利于下个循环持续改进。

(四)病案质量的全过程管理

病案质量管理在执行 PDCA 循环中重要的是全员参与全过程的管理。全员参与,在病案质量实施的每一环节,都动员每位医务人员的主动参与,包括制订计划、制定目标、制订标准;在检查阶段,尽量有临床医师的参与,了解检查的目的,了解检查的过程,了解检查的结果;在总结阶段要求全员参加,共同发现问题,找出解决问题的方法,不断分析改进,达到提高质量的目的。

全面质量管理要注重环节质量控制,使出现的问题得以及时纠正,尤其是在病历书写的全过程中的各个环节,应加强质量控制,可以及时弥补出现的缺陷和漏洞,对于患者安全和规范化管理,起到促进作用。

二、六西格玛管理

西格玛原为希腊字母 δ,又称为 sigma。其含义为"标准偏差",用于度量变异,六西格玛表示某一观察数据距离均数的距离为 6 倍的标准差,意为"6 倍标准差"。六西格玛模式的含义并不简单地是指上述这些内容,而是一整套系统的理论和实践方法。

六西格玛管理于 20 世纪 80 年代中期,由美国的摩托罗拉开始推行并获得成功,后来由联合信号和通用电气(GE)实施六西格玛取得巨大成就而受到世界瞩目。中国企业最早导入六西格玛管理于 21 世纪初。随着全国六西格玛管理的推进以及一些企业成功实施六西格玛管理的示范作用,越来越多的国内企业或组织开始借鉴六西格玛管理。目前,六西格玛管理思想在我国医疗机构中得到广泛关注,一些医院在病案质量管理中学习六西格玛管理理念和管理模式,收到很好的效果。

(一)管理理念

1.以患者为关注焦点的病案质量管理原则

这不但是六西格玛管理的基本原则,也是现代管理理论和实践的基本原则。以患者为中心,是医疗工作的重点,在病案质量管理过程中,应充分体现出来。如在确立治疗方案时,应充分了解患者的需求和期望,选择对患者最有利、伤害最小、治疗效果最好的方案,还要在病历中详细记录这个过程;出院记录中应详细记录患者住院期间的治疗方法和疗效,以便患者出院后进一步治疗和康复。

2.流程管理

病案质量管理中的流程管理是重中之重。六西格玛管理方法的核心是改善组织流程的效果和效率,利用六西格玛优化流程的理念,应用量化的方法,分析流程中影响质量的因素,分清主次,将重点放在对患者、对医院影响最大的问题,找出最关键的因素加以改进。在寻找改进机会的时候,即不要强调面面俱到,更不能只从单个部门的利益出发,必须用系统思维的方法,优先处理影响病案质量的关键问题,不断改善和优化病案质量管理流程。

3.依据数据决策

用数据说话是六西格玛管理理念的突出特点,在病案质量管理中,通过对病历书写缺陷项目的评价,总结出具体的数据,根据数据作出正确的统计推断,提示在哪些缺陷是关键的质量问题,直接影响到患者安全和医疗质量,是需要改进的重点。数据帮助我们准确地找到病案质量问题的根本原因,是改进流程的依据。

4.全员参与

病案质量不是某个医师某个科室或某个部门的工作,病案质量管理的整个流程可涉及医院的大部分科室和多个岗位。因此需要强调团队的合作精神,营造一种和谐、团结的氛围。其中必须有领导的重视,临床医师、护士认真完成每一项操作后认真书写记录,医疗技术科室医师及时完成各项检验报告,病案首页中的各项信息,如患者的一般信息、费用、住院数据需要相关工作人员如实填写及各级质量控制医师的严格审核。这个流程中的每个人都是质量的执行者和质量的控制者,重视发挥每个人的积极性,在全过程中每个人对所承担的环节质量负责,承担责任,推进改革。

5.持续改进

流程管理不是一步到位的,需要不断地进行循环和发展,病案书写质量管理过程的科学化和流程管理效果的系统评价需要不断探索,不断提高。病案书写质量需要通过不断进行流程改进,达到"零缺陷"的目标。

(二)管理模式

西格玛管理模式是系统的解决问题的方法和工具。它主要包含一个流程改进模式,即 DMAIC(define、measure、analyze、improve、control)模式,在病案质量管理中采用这 5 个步骤,促进病案质量的每一个环节不断分析改进,达到提高质量的目的。

1.定义阶段(define)

根据定义,设计数据收集表,根据病历书写内容,设计若干项目,如住院病案首页、入院记录、病程记录、围术期记录(可分为麻醉访视记录、术前小结、术前讨论、手术记录)各类知情同意书、上级医师查房记录、会诊记录、出院记录等项目。其中任何一项书写不规范或有质量问题为缺陷点。根据某时间段的病历书写检查情况,找出质量关键点,即对病案质量影响最大的问题,确定改进目标。

2.统计阶段(measure 衡量)

根据定义,统计收集表,总结发生缺陷的病历例数和每项内容的缺陷次数及各科室、每位医师出现缺陷病历的频率和项目,并进行统计处理。

3.分析阶段(analyze)

利用统计学工具,对本次质量检查的各个项目进行分析,将结果向相关科室和医师进行反馈。同时,组织相关人员讨论、分析,确定主要存在的问题,找出出现频率最多和对流程影响最大、对患者危害最重的问题是哪些问题,出现缺陷的原因和影响因素、影响程度等。以利于下一步的改进。

4.改进阶段(improve)

改进是病案质量管理中最关键的步骤,也是六西格玛的核心管理方法。改进工作也要发挥全员的参与,尤其是出现缺陷较多的环节参与改进,经过以上分析,找出避免缺陷的改进方法,采取有效措施,提高病案质量。

5.控制阶段(control)

改进措施提出后,需要发挥各级病案质量管理组织的职责,根据病历质量监控标准,进行质量控制,使改进措施落到实处。主要是一级质量管理,即科室的自查自控作用,使医师在书写病历时就保证病案的质量,做到质量控制始于流程的源头。

三、"零缺陷"管理

"零缺陷"管理是由著名质量专家 Philip B.Crosby 于 1961 年提出,他指出"零缺陷"是质量绩效的唯一标准。其管理思想内涵是,"第一次就把事情做好",强调事前预防和过程控制。"零缺陷"管理的工作哲学的四个基本原则是"质量的定义就是符合要求,而不是好""产生质量的系统是预防,而不是检验""工作标准必须是零缺陷,而不是差不多就好""质量是以不符合要求的代价来衡量,而不是指数"。树立以顾客为中心的企业宗旨,零缺陷为核心的企业质量环境。

(一)"零缺陷"的病案质量管理原则

"零缺陷"作为一种新兴的管理模式,首先用于制造业,逐渐受到更多的管理层的关注,被多个领域所借鉴引用。在我国多家医疗机构用于医疗服务质量的控制和管理。病案质量管理是医疗质量的重要组成部分,"零缺陷"管理模式是病案质量管理的目标,是促进病案管理先进性和科学性的有效途径。

将"质量的定义就是符合要求,而不是好"的原则应用于病案质量管理中,是"以人为本"的体现,要求病历质量形成的各个环节的医务人员以"患者为中心",以保证患者安全为目标规范医疗行为,认真书写病历,使医疗质量符合要求。实施病案质量各个环节的全过程控制,从建立病历、收集患者信息开始,加强缺陷管理,使病历形成的每一基础环节,都要符合质量要求,而不是"差不多"。各环节、各元素向"零缺陷"目标努力。

(二)病案质量不能以检查为主要手段

病案质量管理要强化预防意识,"一次就把事情做好",而不是通过病历完成后的检查发现缺陷、修改病历来保证质量。要求医务人员从一开始就本着严肃认真的态度,把工作做得准确无误。不应将人力物力耗费在修改、返工和填补漏项等方面。病历质量管理在医疗质量管理中占有重要的作用,病案质量已经成为医院管理的重点和难点。20世纪50年代以来病案质量管理是将重点放在终末质量监控上,将大量的医疗资源耗费在检查病历、修改病历、补充病历方面,质量管理是被动的和落后的。利用先进的管理模式替代传统的质量控制模式势在必行。实行零缺陷管理方法,病历质量产生的每个环节,每个层面必须建立事先防范和事中修正措施保证差错不延续,并提前消除。病历质量管理中实施的手术安全核查制度,由手术医师、麻醉医师和巡回护士三方在麻醉实施前、手术开始前和患者离开手术室前,共同对患者身份、手术部位、手术方式、麻醉和手术风险、手术使用物品清点等内容进行核对、记录并签字。这项措施有利于保证患者安全,降低手术风险的发生率。

(三)病案质量标准与"零缺陷"原则

零缺陷管理的内涵是,通过对生产各环节、各层面的全过程管理,保证各环节、各层面、各要素的缺陷等于"零"。因此,需要在每个环节、每个层面必须建立管理制度和规范,按规定程序实施管理,并将责任落实到位,彻底消除失控的漏洞。病案质量管理要按照"零缺陷"的管理原则建立质量管理体系,以"工作标准必须是零缺陷,而不是差不多就好"为前提。制订可行性强的病历书写规范、病案质量管理标准、质量管理流程、各岗位职责等制度,加大质量控制的有效力度。在病案质量控制中要引导医务人员注重书写质量与标准的符合,而不是合格率。强化全员、全过程的质量意识,使医务人员知晓所执行的内容、标准、范围和完成时限,增强工作的主动性和责任感,改变忽视质量的态度,建立良好的质量环境。

四、ISO9000 相关知识

(一)ISO 的定义

ISO 是国际标准化组织(International Organization for Standardization)的缩写,是一个非政府性的专门国际化标准团体,是联合国经济社会理事会的甲级咨询机构,成立于1947年2月23日,其前身为国家标准化协会国际联合会

(ISA)和联合国标准化协会联合会(UNSCC)。我国以中国标准化协会名义正式加入 ISO。

(二)ISO 族标准

ISO 族标准是 ISO 在 1994 年提出的概念,是指"由 ISO/TC176(国际标准化组织质量管理和质量管理保证技术委员会)制订的所有国际标准"。该标准可帮助组织实施并有效运行质量管理体系,是质量管理体系通用的要求或指南。它不受具体的行业或经济部门限制,可广泛适用于各种类型和规模的组织,在国内和国际贸易中促进理解和信任。

1.ISO 族标准的产生和发展

国际标准化组织 ISO 于 1979 年成立了质量管理和质量保证技术委员会(TC176),负责制订质量管理和质量保证标准。1986 年,ISO 发布了 ISO8402《质量－术语》标准,1987 年发布了 ISO9000《质量管理和质量保证标准－选择和使用指南》、ISO9001《质量体系设计开发、生产、安装和服务的质量保证模式》、ISO9002《质量体系－生产和安装的质量保证模式》、ISO9003《质量体系－最终检验和试验的质量保证模式》、ISO9004《质量管理和质量体系要素－指南》等6 项标准,通称为 ISO9000 系列标准。

2.2000 版 ISO9000 族标准的内容

2000 版 ISO9000 族标准包括以下一组密切相关的质量管理体系核心标准。

(1)ISO9000《质量管理体系基础和术语》,表述质量管理体系基础知识,并规定质量管理体系术语。

(2)ISO9001《质量管理体系要求》,规定质量管理体系,用于证实组织具有提供满足顾客要求和适用法规要求的产品的能力,目的在于增进顾客满意。

(3)ISO9004《质量管理体系 业绩改进指南》,提供考虑质量管理体系的有效性和效率两方面的指南。该标准的目的是促进组织业绩改进和使其他相关方满意。

(4)ISO19011《质量和/或环境管理体系审核指南》,提供审核质量和环境管理体系的指南。

3.2000 版 ISO9000 族标准的特点

从结构和内容上看,2000 版质量管理体系标准具有以下特点:①标准可适用于所有产品类别、不同规模和各种类型的组织,并可根据实际需要删减某些质量管理体系要求。②采用了以过程为基础的质量管理体系模式,强调了过程的联系和相互作用,逻辑性更强,相关性更好。③强调了质量管理体系是组织其他管理体系的一个组成部分,便于与其他管理体系相容。④更注重质量管理体系的有效性和持续改进,减少了对形成文件的程序的强制性要求。⑤将质量管理体系要求和质量管理体系业绩改进指南这两个标准,作为协调一致的标准使用。

(三)ISO9000 族标准系列

ISO9000 族标准是国际标准化组织颁布的在全世界范围内使用的关于质量管理和质量保证方面的系列标准,目前已被 80 多个国家等同采用,该系列标准在全球具有广泛深刻的影响,有人称之为 ISO9000 现象。我国等同采用的国家标准代号为 GB/T19000 标准,该国家标准发布于 1987 年,于 1994 年进行了部分修订。

ISO9000 族标准总结了各工业发达国家在质量管理和质量保证方面的先进经验,其中 ISO9001、ISO9002、ISO9003 标准,是针对企业产品产生的不同过程,制订了 3 种模式化的质量保证要求,作为质量管理体系认证的审核依据。目前,世界上 80 多个国家和地区的认证机构,均采用这 3 个标准进行第三方的质量管理体系认证。

ISO9000 族标准中有关质量体系保证的标准有 3 个(1994 年版本):ISO9001、ISO9002、ISO9003。

1.ISO9001

ISO9001 是 ISO9000 族质量保证模式标准之一,用于合同环境下的外部质量保证。ISO9001 质量体系标准是设计、开发、生产、安装和服务的质量保证模式。可作为供方质量保证工作的依据,也是评价供方质量体系的依据;可作为企业申请 ISO9000 族质量体系认证的依据;对质量保证的要求最全面,要求提供质量体系要素的证据最多;从合同评审开始到最终的售后服务,要求提供全过程严格控制的依据。

2.ISO9002

ISO9002 是 ISO9000 族质量保证模式之一,用于合同环境下的外部质量保证。是生产和安装的质量保证模式。用于供方保证在生产和安装阶段符合规定要求的情况;对质量保证的要求较全,是最常用的一种质量保证要求;除对设计和售后服务不要求提供证据外,要求对生产过程进行最大限度的控制,以确保产品的质量。

3.ISO9003

ISO9003 是 ISO9000 族质量保证模式之一,用于合同环境下的外部质量保证。可作为供方质量保证工作的依据,也是评价供方质量体系的依据;是最终检验和试验的质量保证模式,用于供方只保证在最终检验和试验阶段符合规定要求的情况;对质量保证的要求较少,仅要求证实供方的质量体系中具有一个完整的检验系统,能切实把好质量检验关;通常适用于较简单的产品。

第六节　电子病历质量管理

一、电子病历书写要求

基本要求:电子病历的书写应当客观、真实、规范、完整,电子病历的书写应当符合国家病历书写基本规范对纸张与格式的要求;医疗机构应建立统一的书写格式包括纸张规格和页面设置,完成时限与卫健委《病历书写基本规范》要求保持一致。可以使用经过职能部门审核的病历书写模板,理想的模板应该是结构化或半结构化的,避免出现错误信息;同一患者的一般信息可自动生成或复制,复制内容必须校对;不同患者之间的资料不可复制。电子病历的纸质版本内各种资料(包括各种检验、检查报告单)须有医师或技师签名。

二、电子病历修改

(一)修改基本要求

(1)医务人员应按照卫生行政部门赋予的权限修改电子病历。

(2)修改时必须保持原病历版式和内容。

(3)病历文本中显示标记元素和所修改的内容。

(4)电子病历修改时必须标记准确的时间。

(二)修改签字

(1)电子病历修改后需经修改者签字后方可生效(电子签名正式实施前系统自动生成签名并不可修改)。

(2)对电子病历当事人提供的客观病历资料进行修改时,必须经电子病历当事人认可,并经签字后生效。签字应采用法律认可的形式。

三、电子病历质量控制

(一)质量监控方式

电子病历质量控制包括对网上病历信息和打印的纸质病历实施的质量控制。病历质量检查工作应采取终末质量监控和环节质量监控相结合的方式,实现实时控制质量,做到问题早发现、早纠正。

(二)质量监控重点

(1)应将环节质量监控作为主要手段,尽可能应用病历质量监控软件来实施。

(2)应将危重死亡病历、复杂疑难病历、纠纷病历、节假日病历、新上岗医师病历等作为质量控制重点,实施专题抽查,重点突出。

(3)应将病历书写的客观性、完整性、及时性、准确性、一致性以及内涵质量作为监测内容,防止电子病历实施后出现新的病历质量问题。

(三)质量监控标准

(1)电子病历质量控制依据卫健委《电子病历基本规范》及有关病历书写的要求进行,网上电子病历和打印纸质病历等同标准,且同一患者的纸质与电子病历内容必须一致。

(2)环节电子病历质量监控发现问题后及时纠正,终末电子病历质量监控须评定病历质量等级。

(3)医疗机构应对电子病历质量控制结果实施严格奖惩。

第六章

人事档案管理

第一节　人事档案的含义与性质

一、人事档案的界定与含义

关于人事档案的界定,学者们虽然存在不同的表述,但对人事档案核心问题的把握是基本相同的。学者们关于人事档案的界定主要反映了人事档案的形成主体、大致内容、作用及其属概念。结合当代人事档案发展的时代特征以及学者们的观点,我们认为,人事档案是在组织人事管理活动中形成的,经组织审查或认可的,记录、反映个人经历和德能勤绩的,以个人为单位立卷归档保存的文字、音像等形式的档案。简言之,人事档案是记录和反映个人德能勤绩等综合情况的,经组织认可归档保存的档案。

根据上述界定,人事档案主要有以下几个含义。

(一)人事档案的属概念

人事档案的属概念是档案,也就是说档案是人事档案的上位概念,人事档案是档案中的一种专门档案。认为它的属概念是材料是历史记录都不够准确。

(二)人事档案的本质

人事档案的本质是人员经历和德能勤绩等原貌,而不是其他方面。

(三)人事档案的记录材料

人事档案的记录材料即载体形式包括文字、声音、图像、照片等,由此形成了不同载体类型的人事档案。

二、人事档案的性质

性质是事物的本质,人事档案的性质就是指人事档案的本质。根据人事档案的界定,人事档案是国家档案的重要组成部分,具有一般档案的共性—原始记录性。但人事档案又具有个性,主要表现在集合性、认可性、专门性、真实性、机密性、现实性、动态性、权威性等方面。

(一)集合性

人事档案是以个人为单位、按照一定原则和方法组成的专卷或专精,集中反映了一个人在不同时期或不同单位的经历、政治状况、业务状况等全貌,卷内的每一份材料,都必须反映该人员的情况,不得夹杂或混入别人的材料,也不能将该人的材料肢解割裂,分散在不同的部门保管,以保证该个人档案的完整性。如果将一个人不同时期或不同问题的材料分散存放在不同单位或不同个人的档案里,肢解或分解了该人的档案材料,一旦组织上或单位需要系统了解这个人的情况,就如大海捞针,不仅工作量大,效率低,而且很难查全面,甚至会漏掉重要的材料,以致影响对该人员的使用。因此,人事档案应是集合性的材料,应能集中反映某个人的历史全貌。

(二)认可性

人事档案材料不是杂乱无章的堆积,也不是任意放进去或编造的个人材料,而是经组织、人事部门认可的个人材料。人事工作的中心任务就是用人,要用人就应做到知人善任,因此组织、人事部门经常采取各种形式了解人员的经历、表现、才能、成果等情况需要个人填写履历表、鉴定、小结、成果表、考核材料等,所有这些材料,必须得到组织认可,不能随意填写和私自放入个人档案中。个人的学历、文凭等都应经过组织认定、盖有公章,而不能是伪造的。在市场经济条件下,有些人为了谋取个人私利,骗取钱财,伪造假文凭、假档案的事时有发生,但这绝不是科学意义上的真实的人事档案。

(三)专门性

人事档案是一种专门性的档案。专门档案是指某些专门领域产生形成的有固定名称形式以及特殊载体的档案的总称。人事档案是组织、人事工作专门领域形成的档案,其内容具有专门性,自成体系,人事档案反映人事管理方面的情况。人事档案具有专门的形式和特定名称种类,如关于人事方面的各种登记表格、考核材料等。

(四)真实性

人事档案的真实性有着特殊的含义,是指文件形成的真实性、内容上的准确性,凡归档的材料必须实事求是、真实可靠。这是人事档案之所以能真实客观地反映个人本来面貌的根本原因。真实性是人事档案的生命,是人事档案发挥作用的基础和赖以存在的前提。人事档案的真实性与一般档案的真实性有一些差别。一般档案从总体上来说是原始记录、是较真实可靠的,但并不等于档案内容是真实的或正确的。即使有些档案内容不真实或不正确,它还是表达了形成者的意图,留下当事人行为的痕迹,反映了当时的情况仍不失其为原始记录被保存下来。不能因为内容虚假和诬蔑不实的材料,就全部剔除并予以销毁,人为地造成历史上某一阶段或侧面的史料的空白。

人事档案内容的真实性直接关系到人事档案的使用价值,直接关系到组织部门对人才的评价、培养和使用,也涉及贯彻落实党的干部路线,还关系到个人的切身利益和政治前途。可以说,人事档案能为组织部门了解、选拔、任用干部和挑选使用人才提供依据,事关重大。人事档案的真实性,具体表现在凡归档的材料必须真实可靠,实事求是,完全符合该人的实际情况。常言道:"文如其人。"档案界则提倡"档如其人",这就是说,人事档案所记载的情况就应当是这个人真实情况的准确反映。由于人事档案是考察人、使用人的重要依据,要做到知人善任,选贤任能,用其所长除了直接考察了解其现实表现以外,还要了解该人的历史情况,考察其过去有什么经历,有什么专长,有哪些德能勤绩,这些均要依靠人事档案。如果人事档案不真实不可靠,组织管理部门怎么能凭它来正确地使用人呢?那就等于给组织管理部门提供了不真实、不准确的情况,就可能造成埋没人或错用人的严重后果。

我们还应当看到,人事档案材料一旦不真实,不仅误事,而且可能害人。如果人事档案里留下了诬蔑不实的材料,就等于给人留下了隐患。"文化大革命"中,许多冤假错案就是由人事档案中的诬蔑性记录引起的,致使大批的干部和群众蒙受不白之冤,有的含恨死去。党的十一届三中全会以后,各级党组织拨乱反正,落实党的政策,平反冤假错案,并在全国范围内清理了人事档案中诬蔑不实的材料,维护了人事档案的真实性,从而调动了广大干部群众的积极性。我们应当认真地从中吸取经验教训,坚决维护人事档案的真实性,切不可掉以轻心。

(五)现实性

人事档案是由组织、人事、劳资等部门在培养、选拔和使用人才的工作活动中形成的已经处理完毕的具有保存价值的文件材料转化而来的,这些材料虽然已经完成审阅批办等文书处理程序,但它所涉及的当事人,绝大部分还在不同的岗位上工作、生产和学习要求人事档案必须反映人员的现实面貌。特别是市场经济条件下更注重人才的现实表现,人事部门在工作活动中为了考察和了解这些人员,需经常查阅有关人事材料,是现实人事管理活动的重要依据,因而具有很强的现实效用。

(六)动态性

人事档案的建立并不意味着人事材料归档的完成和收集工作的结束,也不是一成不变的。它是根据形势的发展和各个历史阶段对每个人才实际表现的记载不断补充内容的过程,处于不断增加的过程中,因此人事档案始终处于"动态"之中。

人事档案管理无论是从检索工具的编制还是档案实体的整理以及人事档案信息的管理,都以其"动"而区别于其他门类的档案。一方面,人事档案涉及的个人大多数仍在各领域各单位从事社会实践活动,继续谱写自己的历史,这就决定了人事档案须随个人的成长不断增加新的内容,以满足人事工作的需要;另一方面,人事档案涉及的人员是不断流动的,调动、晋升、免职等情况经常发生,随之而来的是当事人工作单位和主管其人事档案的单位的变动。因此,人事档案一般是随人员的流动经常转递和流动,变换工作单位和管理部门。具体来说它的动态管理特征表现在以下四方面。

1.递增性

人事档案最显著的特征是卷内档案材料呈递增趋势。一个人从家庭或学校走上工作岗位后,他的档案材料数量与其工作年限成正比。如转正定级、职务任免、工资晋升、入团入党、考察奖惩、职称评聘等,其材料与日俱增。

2.转移性

"档随人走"是人事档案的又一动态管理特征,遇到人员调动、军队干部转业、学生毕业分配等,其档案都随人员转移到新工作单位。当代的流动人员档案管理,则往往集中在某个人才交流中心,即使是人员在流动,其档案也可以放在人才交流中心,这是人事档案管理的新办法。

3.波动性

一般而言,文书档案的卷内文件材料装订后其信息不再变动。而人事档案的卷内信息除了拥有递增性特征外,还体现为信息的历史波动性。例如,体现在职务和工资的升降方面:有的干部任职以后又免、撤、改职,免、撤、改职后又复原职;有的干部晋升工资后,因某种原因又降了工资;体现在工作单位的变动方面:

有的人员调离原工作又调回,调回原单位后又调去别的单位,等等,诸如此类,内信息呈波动性或可变动性。

4.可剔除性

人事档案材料的动态管理特征还表现在可剔除性。一般档案材料自形成之后,不管内容是否与现实相符、是否有错误信息,都不能剔除,可以反映历史上各项工作和事情的发展原貌。但人事档案上面的内容过去是对的,现在看来是错的就应该纠正,应根据党和国家的方针政策,将那些历史上形成的已经失实和丧失价值的档案材料进行鉴定,经组织部门认定后及时剔除。

(七)机密性

人事档案中记载了个人的自然情况(姓名、别名、出生地、出生年月、家庭成员)、个人健康、婚姻状况、工资收入、政治面貌、业务成果、职务职称、奖惩情况、专业特长等各方面情况,其中有些涉及个人隐私、与其有关的重大事件、工作失误等内容,在相当时期内是保密的,不能对外开放,以确保个人权益和国家利益不受侵犯。人事档案及人事档案信息一般只能由组织人事部门掌握,并建立严格的保密制度,不得随意公开与扩散,特别是领导干部、著名科学家、知名人士,其人事档案内容的机密性更强。

(八)权威性

正因为人事档案具有认可性、真实性等特性,因此人事档案内容具有较大的权威性,反映一个人面貌的材料,只有从人事档案上查阅才是最可靠最权威的。特别是干部档案材料都是严格按照中央组织部颁发的《干部人事档案材料收集归档规定》的范围和要求建立的,需经组织人事部门审查认可、审查机关盖章,也需要本人签名盖章后才能归入人事档案中,不能随意填写和私自放材料到人事档案中,因而,干部人事档案材料一般都比较真实可靠,具有较大的权威性。

关于人事档案的性质,也有一些不同的表述。有学者认为:"人事档案与普通管理性档案(文书档案)相比有诸多共性特征,如原始性、记录性、回溯性、知识性和信息性、部分档案内容的机密性、凭证性和参考性、定向积累性、有机联系性。人事档案和其他专门档案一样,也具有专业性、现实性、独立性、规范性、准确性。人事档案自身独特的性质主要表现为形成目的的特殊性、档随人走的动态性、记录内容的隐私性。"也有学者认为,人事档案具有现实性、真实性、动态性、保密性、专业性、权威性。还有学者则将人事档案的性质归纳为信息性、凭证性、政治性、真实性、机密性。这些不同的表述有助于我们深刻人事档案的性质,从而为人事档案管理工作提供有益的帮助。

第二节　人事档案的主要类型

人事档案是一种专门档案,属于国家档案资源的重要组成部分。就其本身而言,又可以从不同角度细分为不同的类型。自中华人民共和国成立以来,我国的人事档案主要分为干部档案、工人档案、学生档案、军人档案四大类型。这种划分方法以个人的身份为依据,在计划经济时期一直占主流地位。随着政治体制与经济体制的改革,尤其是国家公务员制度和人才市场的建立,人员成分多元化,人事档案类型也越来越复杂,传统的分类方式暴露出一些弊端。因此,结合社会主义市场经济条件下多元化的人员成分进行合理分类,是非常必要的问题。

一、对传统人事档案类型之分析

我国传统人事档案中的干部档案,是按干部管理权限分属组织、人事、行政办公室等部门管理;工人档案属劳资部门管理;学生档案由学生工作部门管理;军人档案由军队人事部门管理。这几类档案中,干部档案是主体和核心,很受重视,其他类档案均是参照干部档案管理方式进行。这种管理体系在相当长一个时期内,对人事档案管理起到了一定作用。但是,随着我国社会主义市场经济体制的建立及国家人事制度的改革,传统的人事档案分类体系已不适应现代社会发展需要,许多弊端显现出来,主要表现在以下几个方面。

(一)概念含混,使用面过宽,范围不明确

过去,无论是机关,还是工厂、农村、学校、医院及科研单位,都普遍使用"干部"一词,凡是大专以上的毕业生,不管其从事何种工作,都统称为"干部"。只要成了干部,这个人便被划入财政供养的范畴,在工资、住房、医疗、养老、退休金等方面都有了终生的铁饭碗,有了一切生活保障,干部成了一个社会阶层身份或特权的象征。据统计,我国目前财政供养人员,即广义的国家干部,包括行政机关、党政机关和社会团体及财政拨款的事业单位工作人员,其数量总共为4 000多万人。由于"干部"一词的广泛使用,如此庞大的干部队伍反映到人事档案管理上,使得人事档案几乎等同于干部档案。因此干部档案的范围非常广泛,也备受重视。然而,我国推行人事制度改革和建立国家公务员制度后,干部的这种界限有了一定区别,干部应是现代法治国家行政者的概念,可能被行政官员和公务员等名称取代,"干部"一词也许会成为历史名词,许多人的身份和称呼会改变,如教

师就是教师、医师就是医师、记者就是记者、演员就是演员、运动员就是运动员、编辑就是编辑,用不着在其前面冠以干部的名词和身份,他们的档案称为"专业技术人员档案"更合适。同时,国家实行干部分流转岗之后,中央及各级地方政府机关的人数分流一半,其档案亦不能完全按照过去干部档案的要求去管理。只重视干部档案而忽视其他人事档案的做法应得到改进。

(二)企业干部与工人档案分属不同管理体系,既浪费人力物力,也不便于管理和利用

以前,企业干部档案和企业工人档案是实行分开管理,工人档案由劳资部门管理,干部档案由组织、人事部门管理。随着现代企业人事制度的改革,普遍实行全员劳动合同制,形成不拘一格选拔人才的用人机制和能上能下的干部制度;企业工资打破了干部与工人的界限,统一采用"企业技能工资制"或"岗位技能工资制";专业技术职称评审不完全按职工身份来定。这些变化使得企业干部与企业工人的身份界限日趋淡化,干部与工人的岗位可以互换。这些变化反映到企业人事档案管理中,使得干部、工人竞争上岗材料、聘用材料、专业技术评审材料、工资测评材料都成为干部和工人个人经历的记录,区分不出或不必再区分干部档案和工人档案也不需人为地将干部档案和工人档案按等级制实行分开管理,可以用一个中性名词如员工人事档案或职工档案来取代,无论其职位高低都是企业的一员,都可被平等的称为"员工"或"职工",所有员工的档案都应根据企业机构及人事制度改革的需要,实行统集中管理。这样既有利于企业机构深化改革,又有利于人事档案工作水平和效率的提高。所有员工的档案实行集中统一管理,节省人力物力,可以有条件配备专人及专用库房设备,便于对人事档案工作实行规范化、现代化管理。

(三)传统人事档案分类体系过于简单,不能涵盖和囊括所有人事档案内容

干部档案、工人档案、学生档案都属于人事档案范围,但人事档案不仅仅只有这几类档案,除此之外,教师、医务人员、科技人员、新闻工作者、文艺工作者、运动员、军人、农民、个体人员、流动人员等人员的档案,也是我国人事档案的重要组成部分,应给予相应的位置,并根据其特点重视其管理与利用,而不应完全纳入一般干部档案管理系统。

(四)传统人事档案具体分类标准较单一,不能全面真实反映各类人物历史与现状

过去只有对干部档案的具体分类标准,一般分为履历材料、自传及属于自传性质的材料、鉴定材料、考核材料、政审材料、入团入党材料、奖励材料、处分材

料、反映职务职称工资情况的材料其他材料等十大类。干部档案的这种微观分类体系，对干部档案管理是很实用的，可以反映干部历史与现实的政绩情况，其他类人事档案也可参照。但其他类型人事档案管理往往照搬干部档案分类标准，注重个人政治历史、社会关系、组织鉴定、政审等材料的归档，形成了重政绩轻业绩、重历史轻现实的现象，如关于个人业绩、贡献、近期科研学术成果、教学科研评估等材料不太重视。因此，不少人事档案中不能客观全面地记录和反映一个人的全貌，仅是只言片语或过去政治历史的反映，这种不齐全完整和不真实的人事档案，往往与现实之间有较大反差，甚至对个人的聘用、继续深造、晋升专业技术职务资格、人事调动等方面也有负面影响。

二、人事档案分类体系的原则与标准

现代人事档案分类体系可从宏观和微观两个角度来认识。宏观分类主要是指整个国家人事档案信息的大体分类体系以及管理渠道，微观分类体系是指根据人事档案所含内容和成分的异同，由人事档案文件组合成不同类别并构成的一个有机整体。

(一)建立人事档案分类体系的原则

无论是宏观管理体系还是微观管理体系的分类方法，其原则和宗旨是相同的，都要遵循科学性、逻辑性、统一性、伸缩性、实用性等原则。"科学性"是按照科学分类要求的排斥性，使上下位之间具有隶属关系，使同位类之间互相排斥，而不是互相包容，分类科学与否直接影响其他工作环节。如果分类不够严谨，有些问题模棱两可，互相包容、交叉，势必造成分类混乱，管理不便。"逻辑性"是划分后的下位类之和等于其上位类之和，类下划分的子类应互相排斥。"统一性"是在同一类系统内，依次划分等级的前后一致性，不能同时并列采用两种以上分类标准。"伸缩性"是指分类方案中可以增加或减少类目，以适应客观情况的变化。"实用性"是指在实际工作中能被使用，切实可行，适应各单位人事制度改革要求。

(二)建立人事档案分类体系的标准

人事档案是档案的一大门类，但就人事档案本身而言，它又可以从不同角度分为不同的类型。目前，主要从以下角度和标准对人事档案信息进行宏观上的划分。

第一，按工作单位的性质，可分为党政军机关人事档案、企业单位人事档案、事业单位人事档案、集体单位人事档案、流动人员人事档案。继续细分，党政军机关可分为党委机关、政府机关和军事机关;企业单位可分为工业企业、农业企业、商业企业,亦可分为国有企业、外资企业、合资企业、民营企业;事业单位可分为学校、医院、新闻单位、研究所、文艺单位、体育机构等。

第二,按职责和专业,可分为国家公务员档案(含比照公务员管理的单位、人民团体工作人员)、专业技术人员档案(包括工程技术人员、农业技术人员、科学研究人员、卫生技术人员、教学人员、会计人员、统计人员、编辑与记者播音人员、翻译人员、体育教练人员、经济人员、图书档案资料人员、工艺美术人员、文艺人员等十四类专业技术人员)、职工档案、学生档案等。

第三,按人员管理的权限,可分为中央管理人员档案、省(市、自治区)部管人员档案、市(地、州、盟)厅(局)管人员档案、县管人员档案、乡(镇)管人员档案、厂管人员档案等。

第四,按职务级别和专业技术职称,可分为高级人员档案(高级干部、高级职称等)、中级人员档案、初级(一般)人员档案。

第五,按人员政治面貌,可分为中共党员档案、共青团员档案、非党团人员档案或民主人士档案、无党派人士档案。

第六,按是否在岗的情况,可分为在岗人员档案、待岗人员档案、下(离)岗人员档案、离退休人员档案等。

第七,按照工作单位的稳定性与流动性,可分为工作单位固定人员档案和社会流动人员档案。

第八,按载体形式可分为纸质人事档案、磁质人事档案、光介质人事档案或电子化或数字化人事档案等。

另外,按影响程度可以分为名人档案(著名政治活动家、著名科学家、著名演员、著名运动员)、一般人员档案。还可以从另外一些角度,按不同标准进行分类,常用的、实际意义较大的主要是以上这些。

总之,掌握这些分类方法,可以了解各种人事档案的特点,对于做好人事档案工作是很有必要的。因为虽然各类人事档案具有共性,都是人事管理方面的内容,是个人自然状况、社会经历和现实表现的记录,但由于工作性质的不同,因而其具体内容和要求是有差异的,应根据各类人事档案特点进行归类,组成各具特色的分类体系。同时,分类管理人事档案,有利于建立个人信用体系。因为对于各级领导和国家公务员的档案,由各级组织、人事部门按管理权限建立并管理,具有很大的权威性及信任度。对于进入公共信用体系的流动人员档案,由政府指定或认定的县级以上政府机构所属的人才交流机构建立并管理,一般是可信的档案材料。对于科技人员、一般员工的档案由用人单位建立并管理,也具有很大的可信度。这部分档案大多以本单位职工的考核、使用、薪酬、奖惩等为主要内容,不需要转递,也不进入社会,由原单位自行保存若干年后销毁。

(三)人事档案与其他类型档案的比较

人事档案是整个档案家族中的一员,与其他档案在本质上是相同的,都是原始记录。特别是与文书档案、案件档案、诉讼档案、业务考绩档案等关系更为密切,甚至你中有我、我中有你,有时难以区分,造成归档材料重复,影响其他档案材料的完整性和提供利用,因而必须正确认识与处理人事档案与其他类档案的关系。

1.人事档案与文书档案

文书档案来源于文书。"文书是国家机关、社会组织及个人在社会活动中,为了表达意图、进行联系和作为凭据而形成和使用的各种记录材料,它有待于转化为档案";而文书档案是"处理完毕确认值得保存以供社会查考利用的、保存在特定档案机构的文书的总和"。从文书向文书档案转变的过程可以看到,文书档案是国家机关、社会组织及个人在社会实践活动中直接形成,保存备查的种普通档案。

将上述认识和人事档案进行深入对比分析不难发现,人事档案与文书档案既有联系,又有区别。其联系主要表现在两方面:①来源相同。两者都来源于机关、组织、个人的社会实践活动,不少材料互相交织,联系十分紧密,例如,人事档案中的考核、入团入党、奖惩、任免等方面的材料,都与文书档案有着错综复杂的关系。②本质相同。都是原始记录,也都是国家档案资源的组成部分。

人事档案与文书档案的区别主要表现在四方面:①内容不同。人事档案内容专指性强,必须是同一个人的有关材料,反映一个人的历史原貌。文书档案内容十分广泛,涉及机关、组织及个人的方方面面,反映一个机构、一个组织的历史原貌。②管理方法不同。人事档案的整理以个人为单位组合成专门的保管单位,卷内按十大类排列,由各单位的组织、人事、劳动部门的人事档案管档单位长期保管,直到人员去世后,有继续保存价值的,才向档案馆移交。文书档案的管理,首先须区分全宗,全宗内档案往往按年度一组织机构、组织机构一年度、年度一问题、问题一年度 4 种分类方法进行分类,再按问题、时间、名称、作者、通信者等特征排列或组"件"。③保管期限不同。档案材料根据其价值,划分为永久、长种保管期限,或永久、定期两种保管期限。各单位的档各单位档案部门,有长久保存价值的,定期向档案馆移交。④作用与服务方向不同。人事档案主要为考察选拔人才使用培养人等方面提供依据,为组织、人事、劳动工作服务。一般只供本机构或上级组织、人事、劳动部门使用,封闭期较长,一般在本人去世若干年后才能开放。文书档案形成后一定时期内主要为本单位各项工作提供服务,文书档案中涉及个人的有关材料不能作为考察、使用人才的依据,自形成之日起满30年一般都要向社会开放,为全社会服务。总之,文书档案保存的文件材料非常广泛,凡有查考价值的无论是正式文件,还是会议记录、调查材料,是历史的还是现实的,是正确的还是错误的,都需要完整齐全地保存下来。人事档案只要求保存内容真实、手续完备、结论性和概括性材料。

2.人事档案与案件档案

案件档案是指纪检、监察部门对党员和其他工作人员违犯党纪、政纪进行审查、处理活动中形成的,以案件为单位集中保存的一种专门档案。案件办理一般分为立案、办案、结案 3 个阶段,形成大量的文件材料,需要归档的主要有立案根据、立案检查的核实材料、调查报告、调查证明材料、本人检查交代材料、处分决定或批复、申诉复议结论等。

案件档案材料中有些材料需要归入人事档案中,两者的联系主要是本质相同、保管单位相同、内容有交叉,都是记载个人情况,以个人姓名为特征组成保管单位。

人事档案与案件档案的区别表现在以下三方面。

(1)保管范围不同。从某一个人的角度来说,人事档案内容的,案件档案是部分的。人事档案是人员全部历史、全面情况的记录,而案件档案只是一个人部分情况的记录,具体是指人员某一方面、某一行为的一次性、一事性地从问题发生、调查、处理、结果的详细情况的记录;人事档案是组织上选人、用人、育人等人事工作的产物,案件档案是对人员因违反党纪、政纪进行审查、处理工作活动的产物。从某一个人某一事件的查处材料来说人事档案内容是不全面的,案件档案内容是全面的。人事档案只收集保存案件档案中的处分决定和检查交代等部分材料,案件档案内容则是全面的,包括案件从检举揭发、调查取证到处理结果全过程的所有材料。

(2)保存原则不同。人事档案部门只保存案件材料中的结论性材料,纪检、监察部门是将工作中形成的、日后需要查考的全部案件档案材料保存下来。

(3)作用不同。人事档案是供考察了解人才使用的,案件档案是供研究案件时,起查考、凭证作用的。

3.人事档案与诉讼档案

诉讼档案是指一个案件在诉讼过程中所形成的,经过系统整理,作为历史记录,归档保存起来的一种专门档案。

人事档案与诉讼档案的联系主要是本质相同、内容上有一定联系,都是关于具体人和事的历史记录。

人事档案与诉讼档案也有较大的差别,主要表现在以下三方面。

(1)形成单位不同。诉讼档案是人民法院在诉讼审理活动中形成的。

(2)内容不同。诉讼档案是个人诉讼活动的记录,是一个人历史的局部反映,内容涉及整个诉讼活动中形成的有查考价值的全部材料,包括案件移送书,起诉书正本,起诉书附件,阅卷笔录,准备开庭笔录,送达起诉书笔录,审问笔录,调查笔录或调查取证笔录,聘请、指定、委托辩护人的有关材料,开庭前的通知、传票、提票,开庭公告,审判庭审判笔录,审判庭询问证人笔录,辩护词、公诉词,合议庭评议记录,案情报告,审判委员会决议或记录,审判书或裁定书、调解书原本和正本,宣判笔录,判决书或裁定书等送达回证,抗诉书,移送上诉案件报告或上诉案件移送书上级法院退卷函,上级法院判决书或裁定书正本,执行通知书存根或回执(释放证回执),赃、证物移送清单和处理手续材料等。人事档案只保存诉讼案件的结论材料。

(3)保管目的和作用不同。保存诉讼档案是为了执行判决、总结经验、科学研究、健全法制和改进法院工作的需要。

4.人事档案与业务考绩档案

业务考绩档案是专业技术主管部门或业务技术管理部门在工作活动中形成的,记述和反映专业人员个人业务能力、技术水平,以个人为单位集中保存起来的专门档案人事档案与业务考绩档案的联系表现在属性相同,都是个人档案。两者的区别主要是:①内容侧重点不同。业务考绩档案着重反映个人科学技术水平和业务能力,属于专业的方面,是局部性的,比较单一和具体。人事档案是对一个人全面的、概括的记录。②管理部门不同。业务考绩档案由专业技术主管部门或业务技术管理部门保管,而人事档案则由组织人事部分保管。③使用范围不同。业务考绩档案服务的面比较宽,除党政领导和人事部门查阅外,业务、技术负责人,学术、技术团体,业务、技术考评组织等都可使综上所述,人事档案与文书档案、案件档案、诉讼档案、业绩档案具有密切联系,又有一定差异。根据各自特点,细化归档范围,做好协调、加强联系,对于做好各类档案的管理与利用具有重要的意义。

三、人事档案的形成规律

人事档案的形成规律主要表现在以下方面。

(一)各级组织在考察和使用人的过程中形成的

人事工作的中心任务就是用人,任人唯贤,知人善任。为了达到"知人"的目的,组织上要经常有目的地通过本人,或通过有关单位的有关人员采取各种形式了解该人的经历及德才表现情况等。例如,组织上定期或不定期地布置填写履历表、登记表、鉴定表、学习工作总结、思想汇报以及对有关政治、经济、时事问题的专题报告等。再如,组织上为了审查某人的政治历史问题或所犯错误问题,就要通过有关人员、有关单位和知情人了解情况,索要证明材料,再根据这些材料和有关政策,对其作出适当的审查结论和处理决定。再者,组织上对个人的考察、考核,也形成了考察、考核材料。同时,在使用人的过程中,也形成了不少材料,调动、任免、晋升、出国等都要经过一定的审批手续,于是就产生了呈报表、审批表等材料。所有上述材料,均属于人事档案材料。它是组织上在考察人、用人过程中产生的,而非其他过程中产生的。还可以举一个例子,专业人员在工作和学术活动中所撰写的学术报告论文、著作等不是组织上在知人、用人过程中形成的材料,也就不属于人事档案的内容,但是通过学术报告、论文及著作的目录能够了解人,为用人选人服务,因此其目录材料是可以归入人事档案的;同时,这一形成规律将人事档案与人物传记、报告文学等文艺作品也区别开来了。

(二)以个人为立卷单位

以个人为立卷单位,是人事档案的外部特征,这是由人事档案的作用决定的。人事档案是一个组织了解人、任用人的主要依据,是个人经历及德能勤绩等情况的全面记录。只有将反映一个人的详细经历和德才表现情况的全部材料集中起来,整理成专册,才便于历史地、全面地了解这个人,进而正确地使用这个人。如果某单位将某一个新近填写的履历表没有归入其人事档案中,而是以科室为单位装订成册,这种合订本不应称为人事档案,因为它不具备按个人为单位来立卷的属性。这种做法,会影响对一个人的全部了解。

(三)按照一定的原则和方法进行加工整理

按照一定的原则和方法对个人材料加工整理,是个人材料转化为人事档案的先决条件。因为人事档案是经过加工整理的个人材料。个人材料如同一堆原材料,人事档案则是通过一定的人的劳动将这部分原材料进行加工整理,使其不再是一堆繁杂无序的材料而成为有一定规律的科学的有机体。当然,在这个加工整理过程中是需要遵循一定的原则和标准的,如中共中央组织部和国家档案局颁发的《干部档案工作条例》,把干部档案工作的理论与实际工作的具体情况相结合,对干部档案工作的原则、要求和办法,作出了明确具体的规定,是干部档案工作的根本法规性文件。这些原则要求和办法,一般均适用于其他类人事档案的管理工作,也是人事档案管理工作的根本法规。依照这个《干部档案工作条例》的原则和精神,可以使整理的档案科学、实用,更好地为人事工作服

(四)手续完备并具有价值的个人材料

手续完备是指人事档案整理过程中按照一定的移交手续进行交接和处理。在日常的人事档案材料的收集鉴别工作中,经常会遇到一个棘手的问题,即有些材料手续不全。例如,有的呈报表有呈报意见,无批准机关意见;有的履历表没有组织审核签署意见或没有盖章;有的政治审查结论和处分决定没有审批意见,等等。这样的材料,虽然也有人事档案的某些性质,但从本质上看,它不具有或不完全具有人事档案的可靠性,所以它不能作为考察人和使用人的依据。因此,这样的个人材料不是人事档案材料,或者说它还没有完全转化为人事档案材料,有的只能作为备查的材料,有的可以作为反映工作承办过程的材料存入机关文书档案。如果有的材料确实已经审批,由于经办人员责任心不强或不熟悉业务,而没有签署意见和盖章的,可以补办手续,这种补办手续的过程就是完成向人事档案转化的过程。至于在战争年代形成的一些人事档案材料,由于环境的限制,其中有些材料的手续不够完备,但它们都是十分宝贵的,对于这些材料,应当本着历史唯物主义的态度,仍可将它们视为人事档案存入人事档案系列中。

那些已经手续完备的个人材料是否都属于人事档案呢?也不一定。上述仅仅能作为转化人事档案的条件之一。是否能转化为人事档案,关键还要看这些材料是否具有价值。人事档案的价值是指使用价值和保存价值。人事档案材料的一个基本要求就是精练实用,要符合这个要求,就必须对材料的价值进行认真鉴别,必须去粗取精,将那些没有保存价值及使用价值的个人材料剔出。例如,重要材料、无关的调查证明材料,或者同一问题一个人写了多次证明的部分材料,本人多次写的内容相同的检查交代材料等,都属于没有使用价值和保存价值的材料。这些材料虽然也都是在了解人、使用人过程中形成的真实的个人材料,手续也是完备的,但没有什么作用,归入人事档案,纯属一种浪费。

(五)由各单位组织人事部门集中统一保管

一般来说,人事档案是组织上在考察了解和使用人的过程中产生和形成的,它记载着有关知情人为组织提供的情况,这些材料的内容,一般只能由组织上掌

握和使用。有些内容如果扩散出去,就可能产生消极因素,不利于安定团结,不利于党的工作。另外,人事档案是人事工作的工具,所以它必须按照人员管理范围由人事部门分级集中,统一保管。任何个人不得保管人事档案,人事档案也不宜在业务部门、行政部门保管。

人事档案的上述形成规律是互相联系、互相制约的,同时,它们又是识别和确定人事档案材料的理论依据

四、人事档案的特点与作用

(一)人事档案的特点

在市场经济条件下,我国的政治体制和人事制度已有较大改革,与此相关的人事档案也发生了相应变化,形成了一些特点。认真总结、分析并针对其特点开展工作,可以取得事半功倍的效果现代人事档案具有哪些主要特点呢? 归纳起来主要有以下几点。

1.人事档案内容更加丰富全面

传统的人事档案内容较贫乏、片面,结构单一,主要是关于个人思想品德、政治历史结论、家庭社会关系方面的记载。这与过去对人的使用上较重政治、轻业绩,重抽象历史定论、轻个人现实表现等政治环境密切相关。而市场经济环境下,社会对人员的使用不仅要求政治素质好,而且特别重视人员的业绩、专长及现实表现,反映到人事档案的内容上比较丰富全面,当然结构也较复杂,既包括个人学习、工作经历、政治表现,也包括工作实绩、技能优势专业特长、职务职称考核材料、创造发明、能力素质、群众评议等。人事档案管理工作必须结合市场经济和现代人事制度的要求开展工作,注意扩大归档范围,将反映个人业绩和能力的人事档案材料及时归档,才能使人事档案材料全面、真实地反映个人面貌,为人才开发使用打下良好基础。

2.干部档案是人事档案的主体

由于我国传统上"干部"一词的含混模糊和广泛使用,干部的涵盖面不仅包括党政机构,也运用到工厂、农村、学校、医院及科研单位,以至于凡是大专以上毕业生无论从事什么工作,都统称为国家干部,所以,过去的人事档案主要是干部档案这一类。但是,随着我国公务员制度的推行,已经打破了传统的"干部"一词的含混模糊界限,使干部队伍分化:有党政机关干部、企业干部、事业单位干部,特别是现代社会的教师、律师、医生、科技人员等已不再划归"干部"行列,而是具有明确和恰如其分的称谓实际上。现在的干部主要是指在党政机关工作的

国家公务员,他们是我国干部队伍的主体,因此,他们的档案自然也成为我国人事档案的主体,必须根据国家公务员政策、用人制度等方面来开展人事档案工作,而不能完全沿用过去的方法。同时,只有做好国家公务员档案的制度化、规范化、现代化管理工作,其他干部人事档案才可以有标准参照执行。

3.流动人员人事档案规模逐渐增大

在计划经济体制下,人作为一种特殊的资源被有计划地使用着,人们的工作、学习、择业都没有多大自主权,学什么专业、做什么工作、在哪里工作,主要由领导、组织安排,加之户籍和人事制度的限制,使得人才很难流动。因此,计划经济时代人才流动很少,即使少数人流动了,那么其档案必须随人转走或存放原单位这种环境下,很少有流动人员档案存在,更没有保管这种档案的专门机构。

市场经济建立之后,为适应以公平竞争为主要特征的市场体制发展需要,国家在人事制度、户籍制度等方面作了相应改革,使人才流动日益频繁。全国各级政府下设的人才流动服务机构中,正式登记在册的流动人员已达一千多万,今后还会增多。这些流动人员形成了大量档案,成为各类企业、机关招聘使用新的管理人才、技术人才时,考察了解个人以往工作能力、品行、工作实绩、经历、创造发明等方面情况的重要依据。这些流动人员档案无论从数量上还是规模上都比计划经济时代大得多,而且已形成自己的特点。专门管理流动人员人事档案的机构和人员,必须充分认识到这类档案的特点、难点以及将逐步增多的趋势,认真做好流动人员人事档案管理与利用工作其他单位档案管理人员也应了解和掌握我国流动人员人事档案管理的法规政策,按规定做好准备或已经调离本单位的人员的档案的转递、移交等工作。

4.企业人事档案中个人身份逐渐淡化

计划经济时代,人事档案管理中具有严格的等级制度。如干部档案是按行政级别高低分别管理,处级以上干部人事档案由组织部门管理,处级以下由人事部门管理,工人或职工人事档案由劳资科管理,不同身份、不同级别的人员,其档案管理机构、管理方式及保密程度都有很大差别。

市场经济体制的建立,迫使用人制度方面进行了一些改革。特别是企业和高校员工,在干部能上能下、人事代理制、全员聘任制、全员劳动合同制等新的人事制度下,对于"干部本位"的思想更趋淡化。干部制度的改革,为人们提供了一个均等的机会。干部与工人开始交叉出现,今天的工人可能是明天的干部,明天的干部又可能是后天的工人。工人可被聘为厂长、经理,走上干部岗位;同样,原有企业厂长、书记等干部也可能下岗、转岗,转化为一般职工。工人与企业干部的界限很难分清,反映到人事档案材料中,都是关于个人工资材料、政治业务考核、专业技术评审材料等,按工人、干部甚至各种等级的干部分别管理其人事档案,已经没有什么实际意义,因此有些企业已开始将企业干部与工人档案统称为员工人事档案或职工档案,由企业综合性档案机构集中统一管理。高校人事档案中有干部、教师、职工、学生等类型,干部有各种级别,教师有各种职称,职工有各种工种,学生有各种学历,过去大多按不同身份分别管理。然而,这种重等级身份分别管理人事档案的做法,已明显不适应现代人事制度和高校建设的发展,不妨碍了人事档案的完整归档和有效利用,而且不利于人事档案管理水平的提高。因此,不少高校人事档案管理部门及其人员,已经认识到这种严格按身份等级分别管理的弊端,提出并已开始实行集中统一管理,将干部、教师、职工档案统一归口人事档案机构管理把传统的人事档案管理调整到整体性的人才资源开发使用上来,既有利于每个人的人事档案归档齐全完整,避免分别编号出现"重号"或"遗漏",也有利于对全校人事档案实行标准化、规范化、现代化管理,减少重复劳动或因过于分散造成的人力物力浪费,同时,还有利于人事档案管理水平的提高和便于检索利用。

5.人事档案的作用范围更广

传统的人事档案,主要是党政组织机构使用,范围较狭窄,大多是为政治方面服务,如查阅个人在某些政治运动中的表现、历史结论和社会关系等。

在现代社会,不仅党政组织机构,企业、公司招聘使用人才时也需要查阅利用人事档案;不仅需要查阅个人经历、政治生活方面的情况,还要查阅个人业务、专长、工资、奖惩等方面的材料。因为在市场经济条件下,人事档案是个人各方面情况的综合反映,是体现自身价值的证据,它与个人生活和切身利益密不可分,如在本单位的工资晋级、职称评定等方面都离不开人事档案作凭证;而对于离开原单位寻求新的发展机遇的人们,更需要人事档案作依据。

(二)人事档案的作用

从总体上来说,人事档案对国家经济建设、人才选拔与使用、人才预测等方面都具有重要价值与作用。特别是在市场经济条件下,要想取得稳健的步伐和高速的发展,离不开科学技术,而科学技术的进步则取决于人才的素质,需要有一支宏大的专业技术人才队伍。人才已成为决定经济兴衰、事业成败、竞争胜负的关键因素。纵观世界各国的发展计划或发展战略,几乎都有一个共同点即无论是发达国家还是发展中国家,都把社会、科技、经济发展的依据放在"人才资源"这个支撑点上。当代国际国内经济、技术的激烈竞争,说到底就是人才的竞争,尤其是高层次、复合型人才的竞争。实践证明,人才资源已成为社会、科技、经济发展的关键因素,谁拥有更多的高层次、复合型人才,谁就能在竞争中取胜。科学技术问题、现代化问题,实质上是人才问题。科学技术水平越高,市场经济越发展,人才就越显得重要。作为人才信息缩影的人事档案,是各类人才在社会实践活动中形成的原始记录,是人才在德、能、勤、绩等方面的综合反映。若对人事档案重视,能认真研究,注重科学管理,可以较全面地、历史地再现各类人才的面貌特点及专长,作为考察和了解人才的重要依据;对人事档案的科学管理有助于各级组织根据每个人才的不同特点,提出培养教育和合理使用的建议,做到"因材施教"和"量才录用",便于各级组织及人事部门合理地使用人才;有助于从人事档案中探索人才成长规律,更好地发现、培养和使用人才,开发人才资源,以适应市场经济建设对人才的广泛需求;可以及时为各类经济领域及部门推荐优秀人才,调动各类人才的积极性和创造性,使各种人才扬其长、避其短,充分使其在经济建设中发挥聪明才智,贡献自己的力量。如果人事档案材料不齐全,或有间断甚至有片面性,那就不能反映某个人的真实情况,就会直接影响到人才的正确合理使用,影响人才在经济建设中的作用;如果对人事档案不重视,不加强管理,致使人事档案管理水平低,服务方式被动单一,就不能使人才档案信息得到及时使用,同样会影响或阻碍经济建设的发展。可以说,人事档案与市场经济建设关系密切,人事档案在经济建设中具有重要作用。

具体来讲,人事档案的价值与作用主要表现在以下几方面。

1.人事档案是考察和了解人才的重要依据

各项事业建设与工作中都需要各种人才。在考察和了解人才时,需要全面分析、权衡利弊、择其所长、避其所短,做到善用人者无弃人、善用物者无弃物。知人是善任的基础,而要真正地做到知人,就得历史地、全面地了解人。不仅要了解人的过去,而且要了解人的现在;不仅要了解其才,还要了解其德;不仅要了解其长处及特点,还要了解其短处及弱点。只有全面地、历史地了解干部,才能科学地用人,才能有效地防止不讲德才条件,而凭主观断和一时情感任用提拔干部的问题。还可以防止出现擅长科学研究的却要他做管理,擅长管理的却要他做学问、担任非所长的问题。了解人的方法有许多,通过组织直接考察现实表现是一种很好的方法,但仅有此是不够的,而通过查阅人事档案是了解人才状况的重要依据之一,可以较全面地了解这个人的经历、做过哪些工作、取得了哪些成绩、有何特长、有何个性、道德品质如何、进取精神和事业心是否较强等各方面情况。

2.人事档案是落实人员待遇和澄清人员问题的重要凭证

人事档案是历史的真凭实据,许多表格、文字材料都是当时的组织与相对人亲自填写的,具有无可辩驳的证据作用,在确定或更改人员参加工作或入党入团时间、调整工资级别、改善生活待遇落实人事政策、平反冤假错案、评定人员职称等方面都需要人事档案作凭证,可以解决个人历史上遗留问题,实际生活与工作中的许多疑难问题,往往通过查人事档案的办法就可以解决。针对目前干部的年龄越填越小、参加工作时间越填越早、文化程度越填越高等问题,也需要通过以前的干部人事档案来查证核实。

3.人事档案是开发、使用人才及人才预测的重要手段

社会主义市场经济体制的建立,各级人才市场的诞生,使得各种层次、各种形式、各种渠道的人才交流日益增多,科技人员、高校教师、各类专业人才的流动日益频繁,为人才开发创造了有利条件,人事档案对于新单位领导掌握调入者的基本情况,正确使用新的人才将起到重要作用。如大型外资、合资企业招聘用人,人事档案作用不小。人事档案的建立,是人类走向文明与进步的产物。一些经济发达国家都十分注重人事档案信息的建立。当一些资金雄厚、实力强大的名牌外资、合资企业人力资源部在我国境内招聘新的管理人才、技术人才时,非常重视人事档案的利用。因为一个跨越国界寻找经济合作,谋求最大经济效益的现代企业,深谙管理出效益的经商之道,而人才又是管理的关键因素。对一名优秀的企业人才的要求,不只限于其工作能力上,其品行、背景、以往的工作实绩诸因素,都是考察的条件。通过出示个人的人事档案,就可以此为凭,增加聘用企业对受聘人员的信任程度和认可程度。再如国内大中型企业(国企、民企)管理人员、技术人员的聘用,人事档案实力犹存。现代企业制度改革实施以来,企业实行专业技术人员、管理人员聘用制,使单位与人才在平等自愿的基础上建立了聘用关系。一份翔实、完整的个人人事档案,既是企业选用人才和人才日后晋升提拔的重要参证,也是择业人员量己之才选择行业、部门的"谋士",双方的"知己知彼",能扼制某些企业和个人盲目择业、选人的"自主权",更便利"人才与用人单位是市场经济体制下活动的主体"这一社会功能的充分发挥。

同时,由于人事档案能较全面、准确地反映人才各方面情况,所以能够从人事档案中了解全国或一个地区或一个系统一个单位人才的数量、文化程度、专业素质等方面数据,国家及地方有关部门可以根据人事档案进行统计分析,进而作出准确的人才预测,制订出长远的人才培养计划人事档案是推行和贯彻国家公务员制度的重要依据国家公务员制度的有关规定,用人机关可面向社会直接招

聘,但对所招公务员的人事档案有着严格要求。人事档案记载着个人的自然状况、社会关系、历史和现实表现,没有个人档案的出具,就无法保证今后机关工作的严肃性,因此,那些断档而参聘的人员已失去被聘用的可能。对在机关单位工作的公职人员来说,随着人事制度的改革,各级组织、人事部门在干部考核、任免、工资调整、职称晋升等工作中形成了大批反映干部新情况的材料,在机关干部辞退职制度逐步推行的现行体制下,无论今后被辞退,还是在机关单位留用,这些材料都是继续工作的依据,与自身利益息息相关。

目前,各级党委及组织人事部门积极探索干部人事制度改革在干部选择、考核、交流等方面,迈出了较大的改革步伐,取得了明显的成绩。采取"双推双考"的办法,从处级干部中公开选拔副局级领导干部,公开选拔处级干部,面向社会公开招录国家公务员和党群机关工作人员;从报考职工和应届毕业生中录用公务员;为加强对干部的考察和监督管理,在完善领导干部年度考核的同时,坚持对干部进行届中和届末考核,实行领导干部收入申报、诚勉等制度;今后更要进一步深化干部人事制度的改革,就是要按照中央精神所要求的,在干部制度改革方面,要"扩大民主、完善考核、推进交流、加强监督,使优秀人才脱颖而出,尤其要在干部能上能下方面取得明显进展";在人事制度改革方面,要"引入竞争机制,完善公务员制度,建设一支高素质的专业化国家行政管理干部队伍"。总之,在推进干部交流轮岗、健全干部激励机制、加强干部宏观管理、完善国家公务员制度等方面,都离不开人事档案。

4.人事档案是人力资源管理部门对求职者总体与初步认识的工具之一

人事档案中对一个人从上学起一直到现在的经历、家庭状况、社会关系、兴趣爱好以及现实表现都记录在里面。所有这些材料对了解和预测他将来的工作情况是很有价值的。人力资源部门从人事档案中可以了解到个人在以往的教育、培训、经验、技能、绩效等方面的信息,可以帮助人力资源部门寻找合适的人员补充职位。

5.人事档案是大中专毕业生走向社会必备的通行证之一

早在1995年,国家教委就提出"加强大学生文化素质教育"的思想,至今也强调这一理念。我国高校还创立了综合素质评价体系,"档案袋"的内容也从根本上打破了过去千篇一律的学籍档案模式。评价体系包括了对学生思想道德、专业素质、科技素质、文化素质、身心素质、能力水平六大项指标的综合评议,"具有客观公正性和较强的操作性、可控制和可模拟性",既体现了大学生的主观愿望,又体现出市场需求的定量评估原则和个性评估原则,"使学生的整体素质的强项、弱项、综合优势,一览无余"。这种学生档案应该是聘人单位进行人才评估、启发选人谋略的重要向导,是大中专毕业生走向社会必备的通行证之一。

6.人事档案是维护个人权益和福利的法律信证

在当今的社会活动中,有许多手续需要人事档案才能办成,它是维护个人权益和福利的信证。

(1)公有企事业单位招聘、录用人才需要人事档案作依据。这些单位在办理录用或拟调入人员手续时,必须有本人档案和调动审批表经主管部门审批,由组织人事部门开具录用和调动通知才能办理正式手续。

(2)社会流动人员工作变化时需要人事档案作依据。员工跳槽到非公有部门后,又要回到公有部门时,没有原来的人事档案,原有的工龄计算、福利待遇等都会受到影响。

(3)民生及社会保险工作中需要人事档案作保障。社会保险制度作为市场经济体制的重要支柱,作用愈显。社会保险主要有养老保险、失业保险、工伤保险、医疗保险、生育保险、人寿保险财产保险、死亡遗嘱保险等。每种保险都有不同的目的,如社会养老保险是劳动者因年老丧失劳动能力时,在养老期间发给的生活费以及生活方面给以照顾的保险,以维护个人最起码的生存权利。目前,统一的职工基本养老保险制度已经建立,它不仅涉及国有企业、集体企业、三资企业、个体工商户及进城务工的农村劳动力而且涉及机关事业单位工作人员。鉴于我国养老保险金的筹集是建立在国家、单位、个人三方面基础之上,发放时则按照列入统筹项目的离退休费用总额向单位拨付或直接向离退休职工发放,因此,无论是在原单位供职的个人还是辞职、退职后另求新职的个人,在交纳养老保险金问题和退休后保险金的发放问题上,个人档案所记录的工龄、工资、待遇、职务、受保时间等都成为最主要的依据,那些弃个人档案与原单位出现断档的人,就会在实际利益上受到损失。再如其他社会保险档案,都是索赔、获益等方面的依据,关系重大。

(4)报考研究生和出国都需要人事档案。没有人事档案,研究生难以报考和录取。自费出国人员办理护照与其他手续,必须有记录个人经历、学历、成绩的档案材料。我国出入境管理条例中明确规定,必须对自费出国人员进行身份认定、政审等事宜,有些人因人事档案断档,不能出具有效的证明,而导致出国手续办理的不畅通或不予办理。

(5)职称评定、合同鉴证、身份认定、参加工作时间、离退休等,都需要档案作为信证,没有人事档案会给相对人带来诸多不便,甚至使个人的切身利益受到损害。

7.人事档案是研究和撰写各类史志及人物传记的重要材料

人事档案数量大、范围广、内容丰富,涉及党史、军事史、革命史以及干部个人工作的历史,具有较高的史料价值。它以独特的方式记载着相对人成长的道路和生平事迹,也涉及社会上许多重要事件和重要人物。有的材料是在战争年代中形成的,有的是当事人的自述,情节非常具体生动,时间准确,内容翔实,有的是在极其艰苦的历史条件下保存下来的,是难得的史料。它为研究党和国家人事工作、党史、地方史、思想史、专业史,编写人物传记等提供丰富而珍贵的史料,是印证历史的可靠材料。

总之,人事档案在市场经济条件下和现代文明社会里,不仅是组织使用的重要依据,而且与个人的生活和切身利益密不可分,是解决后顾之忧的好帮手。特别是个人在离开原工作单位寻求新的发展前途的同时,更不要忘却自己的"人事档案"。社会在按自己的选定价值指向向前运转,而人事档案正是体现自身价值的最好保证。关于人事档案的作用,我国其他学者还有不同表述,但内涵基本一致。如:"人事档案是历史地、全面地了解一个人的必要手段,是人事工作不可缺少的重要工具;是确定和澄清个人有关问题以及正常的政治审查的凭证;是研究和撰写各类历史传记的珍贵资料"。"人事档案是历史地、全面地考查了解一个人的手段和基本依据;是进行科学研究的宝贵材料。"陈潭从公共管理的视角对人事档案的作用进行了认定:"人事档案作为一种公共管理工具,充分体现了国家安全与官吏管理的有效性,它的存在为庞杂的公共事务管理和复杂的人事任免更替找到了依据,对中国几十年来经济社会发展和国家的安全稳定起到了不可言喻的作用。"邓绍兴对人事档案的作用进行了比较全面的归纳。邓绍兴认为,人事档案是人事管理实践活动的产物,服务于组织、人事、劳动(或人力资源管理)工作,服务于相对人。它是组织、人事、劳动(或人力资源管理)工作的信息库和知人的渠道之一,直接关系到人才的选拔。

各级领导班子和各方面人员队伍的建设,涉及选人、用人、育人的大事和个人权益的维护,并将其具体作用归结为10个方面:是组织、人事、劳动工作不可缺少的依据;为开发人才、使用人才、进行人才预测及制订人才计划提供准确的信息;澄清问题的可靠凭证;维护个人权益和福利的法律信证;是推行和贯彻公务员制度的重要手段;是组织与干部之间联系的纽带;是组织、人事、劳动(或人力资源管理)工作者记忆的工具;对人事工作由规范、检查、监督的作用;是进行科学研究,特别是编写人物传记和专业史的宝贵史料;宣传教育的生动素材。

第三节　人事档案工作管理体制与模式

一、人事档案工作管理体制

从广义上说,人事档案工作的管理体制是指党和国家管理人事档案工作的组织体系与制度。主要包括:①人事档案管理的领导体制。这是增强人事档案工作发展宏观调控能力和对人事档案管理导向作用保障。根据我国国情和人事档案的特殊性,对这种专门档案的管理,应由中央组织部、人事部和国家档案局联合组成领导机构。具体讲应是建立以组织部门为主导、人事部门为主体,档案部门为指导的领导体制,共同商定我国人事档案管理工作方针政策等重大事宜,对我国人事档案管理工作从宏观上予以指导。②人事档案管理的专门机构。主要是为了确保相对集中统一的管理人事档案。《干部档案工作条例》明确要求干部档案管理实行集中统一和分级负责的管理体制。干部档案按照干部管理权限由组织、人事部门管理。企业职工档案根据《企业职工档案管理工作规定》的精神,由劳动主管部门领导与指导,实行分级管理。学生档案由学生工作部门管理。军队系统的档案由军队政治部干部部门管理。

从狭义上说,人事档案管理工作的管理体制是指各单位人事档案管理工作的组织体系与制度,主要分为集中型和分散型两种。本节主要从狭义的角度来阐述。

(一)集中型管理体制

集中型人事档案管理体制是指各单位人事档案集中由本单位组织、人事部门管理。

中央、省级各机关,都应有专门的组织、人事档案部门,实行相对集中管理本单位人事档案。对于高校和大型企业来说,无论其职位高低,无论从事何种工作,其所有在职员工的人事档案应由该机构人事档案机构或综合性档案机构统一集中管理,而不应分散在各科室部门,离退休人员档案应由该机构档案馆统一管理,因为人事档案的归宿与其他档案一样,其最后的归宿完全可以进入永久性保管档案的机构,只是在利用范围、时间、内容等方面比其他档案要求更严、保密程度高一些。

县及县级以下机构的人事档案应按行政区域集中统一管理,凡该行政区域内工作的任何人员,无论职位、年龄、专业、工作单位等情况有什么不同,但其人事档案均由一个档案机构管理,如一个县所有单位的人事档案完全可以由这个县人事局或县档案馆统管理,不必分散在县直各机关保管。这样既可节省人力、物力,提高人员素质,防止部门单位之间互相推诿扯皮,而且可以方便利用者利用档案,提高利用效率,也有利于实现人事档案标准化、现代化管理。对于县级以下基层单位的人事档案,更不必由各单位自行管理。如区级机关的所有人事档案,应由区档案馆或人事局统一管理。因为区级机关及基层单位人员住地集中、数量不多,各单位自行管理浪费人财物,管理条件得不到保障。加之,随着机构精简人员变动频繁,更不宜每个单位自行管理。人事档案过去分两块组织部管领导干部,人事局管一般干部,现在人事档案统一归于组织部合署办公的人事局管理,已经取得了一定成效,代表着人事档案管理的方向。有条件的县(市)可以建立干部人事档案管理中心,有利于配足干部人事档案管理人员,有利于加强对干部人事档案的管理和对干部人事档案工作的研究,有利于根据不同行业、不同地域、不同职级固定干部人事档案管理人员,实行专人统一管理,有利于提高干部人事档案管理质量和使用效率,更好地为党的干部人事工作和人事决策工作服务,为经济建设服务。

对于中小型企业的人事档案,更应该实行集中统一管理。这里是指应集中在该行政区域人事档案管理中心或该企业所属管理部门,而不是中小型企业机构单独集中管理。因为在"抓大放小"搞活大型国有企业的过程中,必然有许多中小企业被收购、兼并,即使能够独立存在,也普遍存在缺乏专用档案装具、库房和人员的问题。实行较大范围的集中,可以减轻中小企业负担,使企业人事件得到科学化和现代化管理,避免或减少中小企业条件人事档案损毁或者丢失等事件发生。

(二)分散型管理体制

分散型人事档案管理体制是指各单位人事档案分别由组织、人事、行政、劳动、学生工作处、科研处等机构管理。

目前,我国人事档案实行分散型管理体制主要有 3 种情况:①县级以下机构的人事档案归多头管理,求属混乱,参加主管人事档案的部门有组织、人事、劳动、民政等,兼管人事档案的部门有教育、医疗卫生甚至每一个部门。②有些高校人事档案实行分散管理,分别存放于组织、人事、劳资、办公室、科研处、教务处等部门。③人事档案管理与档案业务指导机构关系疏远,处于分离状态,各级档案机构对其他专门档案具有业务指导作用,而对人事档案管理缺乏业务指导,管理人事档案的人员很少甚至根本不参与档案部门的业务活动。

上述 3 种情况与社会主义市场经济体制条件下人事政策、人事制度改革要求是不相适应的。第一,为适应以公平竞争为主要特征的社会主义市场经济体制发展的需要,国家正在精简机构,实行干部分流,不可能也不必要将人事档案分散于各部门,由很多人来从事这项工作,而是需要相对集中,选派少而精的人员管理。而人事档案分散于各个部门,每个部门都需要人从事人事档案管理工作,这样看起来数量较大,而真正精通档案业务,专门从事人事档案管理的人很少,致使人员素质低下,管理水平落后,造成人力物力浪费。第二,每一个部门都管人事档案,很难保证必要的库房设施和保护条件,大多存放于普通办公用房,致使不少人事档案丢失、霉烂,更难对其实行标准化、现代化管理。第三,人事档案属多头管理,易造成职责不清,互相推诿扯皮现象发生。第四,不便于查找利用,因为分散多头的管理体制人为地破坏了人事档案及相关内容的有机联系,致使人事档案孤立分散和不完整,很难及时全面地为人才市场和人事部门提供人事档案信息,甚至造成人才选拔的失误。

二、人事档案管理模式

在计划经济体制下,我国人事档案工作只有封闭式这一种管理模式。随着社会主义市场经济体制的建立与发展,国家人事制度的改革,国家公务员制度的推行,流动人员的大量产生,使得开放式这种新管理模式应运而生。所以,现在我国人事档案管理中主要有机构内部封闭式和社会化开放式两种管理模式。

(一)封闭式管理模式

封闭式人事档案管理模式是指人事档案由单位内部设置的人事档案室(处、科)按照干部管理权限集中统一管理。主要是领导或组织上使用,一般不对外使用。目前,我国党、政、军机关,企事业单位在岗和离退休的国家干部、教师、科研人员等人事档案大多实行这种管理模式。这种模式具有一定的特点与长处。其特点长处主要表现在以下几点。

(1)有利于本单位人事档案的收集和管理。本单位内部人事机构对本机构人员、工作内容非常熟悉与了解,人事档案来源单一,仅限于本机构人员,因此在收集工作中可以较全面系统地收集。又由于本单位工作内容大体相同,因此,对其人事档案的分类、排列、鉴定可采用比较一致的标准,便于管理。

（2）便于本单位领导及时使用其人事档案。由于本单位保管档案,领导需要了解人员经历、成果等状况时,很快就能从本事档案机构查阅到,不必跑路,也不费时费力。

（3）有利于人事档案的保密。因为人事档案材料是组织上在考察了解和使用人的过程中产生、形成的,记载着有关知情人为组织提供的情况,这些材料上记载的内容,由组织上统一掌握和使用,对人事档案的保密具有较大作用。

封闭式管理模式也有一定缺点:利用服务面较小,档案信息资开发与发挥作用受一定的局限,比较封闭和内向。

（二）开放式管理模式

现代市场经济社会越来越成为一个开放的世界。1999年5月17日,中国政府上网工程主网站正式开通,许多省级、县级地方政府也都相继上网,这不仅有利于降低办公费用,提高政府的工作效率和透明度,减少腐败,而且公民能公开查阅行政机关的有关电子文件,也能积极参与决策。在欧洲、美洲等一些国家,近年来颁布的一系列法令也是朝这个方向努力的,透明化与公民参与决策之间存在着密切关系。只有透明化,只有得到充分信息,才可能真正参与决策。世纪风迎面而来,人事档案管理正以一种更积极、更开放的姿态去面对,人事档案开放式管理模式正是在这种环境下建立与发展起来的。

1.开放式管理模式的概念及其含义

开放式人事档案管理模式是指人事档案不是由本机构管理,而是由人才交流中心和社会上的有关机构管理。其含义有以下四点。

（1）人事档案管理机构、管理与服务对象的社会性。市场经济的建立,产生了许多经济组织形式,这对人才的吸纳、流动与旧的人事制度发生了巨大的碰撞,新型的人事管理制度如人事代理制度应运而生,使人事管理变成了一种社会化的活动,因此,作为人事管理重要组成部分的人事档案工作,也必然具有这种社会化的性质。从管理机构来说,不像计划经济时代仅有各单位内部人事档案管理机构,只收集管理本单位人事档案,市场经济条件下已建立具有较强社会性的人事档案管理机构,如各省市人才市场建立的人事档案管理机构,这种机构不是管理本单位人事档案的机构,而是面向社会,其管理对象包括该社区范围内所有流动人员人事档案,其服务对象更具有社会性,可以为整个社会提供人事档案服务。

（2）人事档案来源的广泛性和内容的复杂性。人事档案管理机构、管理对象和服务对象的社会性,决定了人事档案来源的广泛性和内容结构的复杂性。在传统的人事档案管理中,人事档案的收集、处理和提供利用往往由各单位内部人事机构行使,该机构人事档案来源单一,仅限于本机构人员,内容也较简单;而社会化的人事档案管理机构,其来源要广泛得多,可以来自该社区范围内各类人员,由于每类人员身份不同,集中起来显得人员复杂,其档案内容也是丰富多样。

（3）利用者对人事档案需求的多样性。市场经济的发展离不开人才,无论是外资、合资、国有企业招聘新的管理人才、技术人才、选拔合格或优秀人才,还是考核、任免、招聘国家公务员以及大中专毕业生社会就业,都不会忽略人事档案的利用。利用者类型、利用者用途的多样性,导致对人事档案内容、载体、传递方式等方面的多样性,也使得人事档案不可能局限于单位组织部门使用的狭窄范围,不仅组织上需要,许多个人也需要,那些与个人生活和切身利益密切相关的人事档案,经常会被组织和个人查阅利用但人们的要求不完全一样,呈现出多种多样的需求。

（4）人事档案管理与服务方式的开放性。市场经济的建立减弱了人事档案政治化、神秘化的程度;与此同时,信息技术和因特网的飞速发展,改变了人事档案管理和服务方式,可以采用现代化管理手段与方式管理人事档案,还可以将不属于个人隐私内容的人事档案上网,采用网络化管理和服务的方式,使人事档案管理部门与外界的人才信息交流,由单一的途径变为开放式的交流模式。

2.人事档案开放式管理模式的意义

在中国,人事档案与户籍对人才的流动具有极大的制约作用。如果某人想调到更适宜于发挥自己专长特点的地方和单位工作,原单位领导不同意调走,其人事档案和户口就不能转走,那么,即便是这个人调走了,但在工作、家庭、婚姻、住房等方面都会遇到很多麻烦。如果建立人事档案社会化开放式管理模式,个人是社会人而不只是单位人,个人的人事档案由社会化的人才机构集中统一管理,与户籍制度、人事代理制度协调运行,那么许多问题都会迎刃而解。可见,社会主义市场经济条件下,建立一种社会化和开放式人事档案管理模式是非常必要的。

建立这种模式不仅是必要性的,而且是可行的,中外的典型实例可以说明。例如,早在1997年,美国著名的3M公司在广州设有分公司,就将大约有7 000人的人事档案寄托在中国南方人才市场;我国联想集团广州分公司也有不少人的人事档案寄托在中国南方人才市场。南方人才市场于1997年就上了因特网,在这个网址里,可以搜寻25 000条人事档案信息,已经向1 500个单位提供人才信息网络的终端,还开发了人才测评软件系统,为7 000多人进行了评估。现在这些人才市场又有了很大发展。还有些省市的人才市场对人事档案的管理也是采用社会化开放式模式,取得了一些成绩。这些都说明我国人事档案实行社会化开放式管理既是必要的,也是可行的,尽管在现阶段主要适用于流动人员人事档案管理,但今后在更大范围内,对更多类别的人事档案管理也是适用的。我们期待着这种管理模式的拓展,以更好地服务于社会。

第四节 人事档案信息化管理

一、人事档案信息化管理的含义

人事档案信息化管理是信息化的产物,它随着信息化的发展而产生。1963年,日本学者 Tadao Umesao 在题为《论信息产业》中提出:"信息化是指通信现代化、计算机化和行为合理化的总称。"其中,通信现代化是指社会活动中的信息交流基于现代通信技术基础上进行的过程;计算机化是指社会组织和组织间信息的产生、存储、处理(或控制)、传递等广泛采用先进计算机技术和设备管理的过程;行为合理化是指人类按公认的合理准则与规范进行。这一界定,不仅带来了"信息化"这一全新的术语,而且为全球创造了个高频使用的词汇。从20世纪70年代后期开始,西方国家开始普遍使用"信息化"一词,并对其内涵进行探索,涌现了许多定义。及至1997年召开的首届全国信息化工作会议,我国关于信息化的定义也是大相径庭:"信息化就是计算机、通信和网络技术的现代化。""信息化就是从物质生产占主导地位的社会向信息产业占主导地位社会转变的发展过程。""信息化就是从工业社会向信息社会演进的过程。""信息化是以信息技术广泛应用为指导,信息资源为核心,信息网络为基础,信息产业为支撑,信息人才为依托,法规、政策、标准为保障的综合体系。"

理解信息化的内涵,首先需要理解"信息化"一词中的"化"字。"信息化"表现为一个过程。首届全国信息化工作会议上,"信息化"就被认为是一个"历史过程",是指培育、发展以智能化工具为代表的新的生产力并使之造福于社会的历史过程。不仅如此,"信息化"还表现为一个动态发展的过程,正经历从低级到高级、从简单到复杂的发展。总体看来,信息化是在经济、科技和社会各个领域里广泛应用现代信息技术,科学规划和建设信息基础设施,有效地管理信息资源和提供信息服务,通过技术、管理和服务不断提高综合实力和竞争力的过程。

信息化这个动态的发展过程势必影响人们对其内涵的认识。经过国内外学者不断探讨,尽管界定"信息化"的方法有多种,但无论如何界定,信息化的基本内涵主要体现在如下方面:①信息网络体系,包括信息资源,各种信息系统,公用通信网络平台等。②信息产业基础,包括信息科学技术研究与开发,信息装备制造,信息咨询服务等。③社会运行环境,包括现代工农业、管理体制、政策法律、规章制度、文化教育、道德观念等生产关系与上层建筑。④效用积累过程,包括劳动者素质,国家现代化水平,人民生活质量不断提高,精神文明和物质文明建设不断进步等。

信息化也影响到了国家的发展战略。1996 年,国务院信息化工作领导小组成立,负责全国信息化工作的议事协调,大大推进了国民经济和社会信息化建设的进程。《中共中央关于制定国民经济和社会发展第十个五年计划的建议》中提出:"大力推进国民经济和社会信息化,是覆盖现代化建设全局的战略举措。"2000 年,党的十五届五中全会提出"以信息化带动工业化"的战略方针。中共中央办公厅、国务院办公厅 2006 年 5 月印发了《2006－2020 年国家信息化发展战略》。党的十六大报告提出:"信息化是我国加快实现工业化和现代化的必然选择。"党的十七大报告进一步提出:"全面认识工业化、信息化、城镇化、市场化、国际化深入发展的新形势新任务,深刻把握我国发展面临的新课题新矛盾,更加自觉地走科学发展道路。"信息化在我国的发展,不仅充分地表明了信息化是一个动态的发展过程,而且从决策层面上看,党和国家越来越认识到加强信息化建设的重要性。

党和国家对于信息化的重视推动了各行各业的信息化,各行各业在信息化过程中尝到了信息化带来的甜头。例如,企业信息化不仅提供了提高销售、降低成本、提升客服水平,而且有助于提高基于数据的企业决策能力和战略决策准确性,降低决策中的不确定性和风险,促进企业组织结构优化,提高企业整体管理水平。再如,政务信息化,就是运用信息技术实现政府机关内部事务处理、业务管理职能实施和公众服务提供三大工作内容的自动化,在传统的公文、档案、信息、督查、应急处理这些政府内部事务自动化处理基础上,又增加了管理职能实施和公众服务提供两大内容,从而促进政府职能的转变,有利于节约行政成本、提高行政效率,增加政府管理服务的公平、公正及透明度,提高反腐倡廉的能力。

信息化潮流也影响到了档案部门。毛福民曾提出:"信息技术及信息产业的高速发展,给档案工作带来了挑战和压力,同时也为我们带来新的机遇。只要我们抓住这一机遇,努力学习和运用当代先进的科学知识与科技手段,加快档案工作融入信息社会的步伐,就能够推动档案信息化建设,就可以使档案事业和整个中国特色社会主义事业一起实现跨越式发展。"档案信息化起始于 20 世纪70 年代末,从 80 年代早中期的计算机档案管理系统到 2000 年开始启动的数字档案馆,再到各种档案管理系统的建设,我国档案信息化建设取得的成绩喜人。尤其是,20 世纪末开始,国家档案局高度重视档案信息化,通过科技立项、研讨会等多种形式加强档案信息化建设的研究工作,大大推动了档案信息化建设的步伐,实际工作部门开始开发和应用档案信息管理系统,取得了较好的效益。

在档案信息化发展过程中,人事档案管理也开始了信息化的进程。在我国,到了 20 世纪80 年代,随着计算机技术不断发展及其应用,人事档案的信息化管理提到了议事日程。此后至今,人事档案信息计算机管理的发展进程,大体经历了如下 3 个阶段。

第一阶段是单机检索。20 世纪 80 年代初到 90 年代,一些企事业单位开始利用计算机管理本部门的职工信息,建立了一个个以单机为主要处理工具的人事档案信息检索系统,并取得了初步的管理成效和管理经验。在应用系统的开发中,大多采用 dBASE、BASIC、C、FOXPRO 等语言作为编程工具,由 DOS 操作系统支持。这一时期的应用特点:人事档案信息录入数据简单,没有统一的标准格式;检索内容单一,数据处理能力有限。另外,由于各单位和部门所采用的开发软、硬件环境不尽相同,因此,应用软件的通用性不够广泛。尽管如此,单机管理系统开掘了我国人事档案信息计算机管理的先河,为全面推进人事档案信息管理软件的普及应用积累了许多宝贵经验。

第二阶段是 20 世纪末期,形成了单机与局域网相结合的管理系统。此间,人事档案信息管理系统作为企事业单位的计算机管理系统的一部分推出,并得到广泛的利用。系统开发主要有可视化开发工具 VisulFoxpro、PowerBuilder 和大型数据库管理系统 Oracle、Sybase、DB2、Informix 等,系统平台为 Windows、Unix、Linux,并建立了统一的数据格式标准和其他技术标准,使人事档案信息数据交换和管理软件共享成为现实。由于网络技术的推广,局域网技术开始应用于人事档案管理,推动了人事档案信息管理系统服务范围和服务水平的提高。此外,人事档案多媒体信息管理系统也得到了开发,丰富了人事档案管理的内容。

第三阶段是 20 世纪末至今。这一阶段,由于档案信息化的推动,人事档案管理信息化得到了进一步重视,各个机构和单位开始开发和应用人事档案信息管理系统管理人事档案,人事档案信息化走上了普及之路。从目前人事档案开发系统的应用来看,人事档案信息管理系统从单机版到网络版,从 B/S 模式到 C/S 或者 B/S、C/S 模式相结合的混合模式,从目录数据库建设到全文数据库建设,在人事档案管理信息系统的开放性、扩展性、集成性、人性化等方面取得了成功。但在人事档案信息服务的功能方面,尤其是如何利用 Internet 技术进行 CA 认证并提供远程化服务,仍需要做进一步的改进,在人事档案信息管理系统的共享方面仍然存在大量的工作。

从上述我国人事档案信息化的进程不难看到,人事档案信息化管理是随着国家信息化的发展而发展,它同样表现为一个动态的发展过程。30 年来人事档案信息化实践表明,在不同时期,人们对于人事档案信息化具有不同的期待和目标,开发人事档案信息管理系统的结构和功能也不尽相同,这充分表明,人事档案信息化管理是一个从低级到高级的不断深化的发展过程。这个过程的出现,不仅与国家信息网络、信息技术应用水平、信息化人才、信息化政策有关,而且与人事档案管理部门的信息化意识、档案行业内计算机应用水平也有着直接的关联。考察近年来在国内应用得较为普及的人事档案信息管理系统不难发现,各种人事档案信息管理系统越来越符合当代人事档案信息化管理的需求,其功能也在实践过程中得到了完善,这不仅推动了现代企事业单位的人事工作进程,完善了人事管理制度,提高了管理效率,而且为科学配置人力资源发挥着巨大的作用。

总体看来,人事档案信息化是信息化的必然产物,它是根据人事档案管理的需求,在组织人事部门的统一规划和组织下,按照档案信息化的基本要求,在人事档案管理活动中全面应用现代信息技术,对人事档案信息资源进行科学管理和提供服务的过程。

二、人事档案信息化管理的内容

从人事档案信息化的过程来看,现代人事档案信息化管理的内容并不是一成不变的。随着时代的发展,社会信息化的推进,尤其是人事档案信息化管理意识的提升和信息技术的不断提高,现代人事档案信息化管理的内容在不断丰富。

人事档案信息化可以比喻为一个交通运输系统。在这个系统中,"车"即计算机的硬件与软件,包括硬件、操作系统与应用系统,后者主要指人事档案管理系统软件;"路"是指基础设施,即网络,是我国目前形成的三网(广域网、专网、局域网)相对独立的运作模式;"货物"是人事档案信息资源,包括各种数据库资源;"交通规则"是档案信息化建设的标准与规范;"警察"和"司机"是指档案管理部门和档案专业技术人员,即人才队伍建设。从这个角度看,人事档案信息化不仅涉及档案这个行业,而且与全社会尤其是当代信息技术的发展有着密切的关联。

当前,人事档案信息化的内容可以从微观和宏观两个层面进行考察。

微观层面是针对各个人事档案管理机构而言的。从这个层面考察,人事档案信息化侧重于采用信息化技术对于人事档案进行科学管理,主要包括以下方面内容。

(一)人事档案信息的收集

当事人及其代理机构所产生的各种信息,不论是电子化信息还是纸质文件记录的信息,都是收集的对象。在人事档案信息收集过程中,尤其是需要注意收集个人在社会活动中产生的、没有上交代理机构的档案信息,如评奖、创造与发明专利等。

在信息化过程中,既需要注意收集办公信息化过程形成的人事档案电子公文,也需要对于已有的人事档案进行数字化处理后形成的档案信息。

(二)人事档案信息的整理

人事档案信息整理因为人事档案系统的设置不同而有所差异。一般地,以人立卷过程中,需要有序化整理各种各样的人事档案信息,如个人履历材料、自传材料、鉴定材料、考察和考核材料、入团入党材料、奖惩材料、任免材料、晋升材料以及离退休材料等。其中,有些信息是固定不变的,有些信息则是变化的,如考评、奖惩等材料,往往随着时间的推移而逐渐丰富。

人事档案信息整理的主体呈现出多元发展的趋势。目前,我国既可以是组织人事机构,也可以由人事档案代理单位或者人才中心完成。

人事档案信息整理的客体是"人",需要一人一档,以"类"或者"件"为单位进行整理。从档案信息的来源上看,它主要来自两个方面:现成的人事档案电子文件和通过纸质人事档案数字化形成的电子档案。

人事档案信息整理的时间既可以在档案形成后实时整理,也可以定期进行整理。在有些人事档案信息系统里,包括人事档案信息的整理可以通过网络实时收集和整理。

人事档案信息整理过程需要进行著录。著录应参照《档案著录规则》(DA/T 18-1999)进行著录,同时按照保证其真实性、完整性和有效性的要求补充电子文件特有的著录项目和其他标识。

(三)人事档案数据库建设

人事档案数据库建设包括人事档案目录数据库、全文数据库和特色数据库的建设。当前,各个人事档案管理机构已经意识到了人事档案目录数据库建设的重要性,建成了比较完善的人事档案目录数据库,然而,不少单位在领导干部数据库、职工数据库以及特色数据库的建设尚有待加强。事实上,各种数据库的建设,不仅可以支持人事管理部门的管理,如计划、招聘、培训、考核等,而且有利于挑选人才,为管理决策提供科学的依据。

(四)人事档案信息的存储

人事档案信息整理后,需要定期或不定期地进行存储,以保证信息存取的便利。

按照《电子文件归档与管理规范》(GB/T 18894-2002)的规定,人事档案信息存储的载体也可以"按优先顺序依次为:只读光盘、一次写光盘、磁带、可擦写光盘、硬磁盘等。不允许用软磁盘作为归档电子文件长期保存的载体"。尽管如此,当存储信息容量较大时,有些单位也采取硬磁盘、数据磁带等载体进行存储。

不论采取何种载体存储,人事档案信息需要采取备份制度进行存储,且尽量采取两种不同质地的载体进行存储。

(五)人事档案信息服务

通过网络发布人事档案信息,从而为当事人服务。从服务地点看,人事档案信息服务包括本地窗口服务和外地传递服务。从服务对象看,包括为本人服务和为大众服务。

现阶段,人事档案信息服务以本地窗口服务、为本人服务为主导。对于人才中心而言,随着人才流动的需要,异地服务已经成为一项很重要的任务提到了议事日程。因此,如何利用现代化的网络技术,在严格执行人事档案保密制度的前提下,提供人事档案信息网上查询服务是人才中心管理人事档案信息需要考虑的。

(六)人事档案信息的共享

通过基本数据库的共享,为不同部门提供基本信息的共享,是人事档案信息化建设过程中需要关注的问题。例如,高校毕业生将人事档案放到某人才交流中心,该人才交流中心往往需要重新录入该毕业生的基本信息,不仅费时,而且容易产生差错。如果该毕业生所属高校的基本数据库能够实现共享,则人才交流中心既可直接采用这些数据库,不仅减轻了人才交流中心的工作压力,也会大大降低数据处理过程中的差错。当前,相关机构通过前置服务器,实现基本数据库共享,既可以保持数据的一致性、准确性、完整性和时效性,也可以提高工作效率,这不失为一种很好的共享方法。

(七)人事档案信息安全的保障

人事档案信息安全不仅涉及人事档案信息网络的硬件、软件及其系统中的人事档案信息受到偶然的或者恶意的原因而遭到破坏、更改、泄露,系统连续可靠正常地运行,信息服务不中断,而且还指人事档案信息的泄密与丢失。鉴于人事档案保密性的特点,需要采取各种措施保障人事档案信息的安全。

保障人事档案信息的安全,不仅需要强调人事档案信息的安全性,树立安全意识,而且需要通过系统设计确保这种安全性,做到该公开的人事档案信息就公开,该保密的就必须保密,采取技术保障体系、制度保障体系、管理保障体系以保证人事档案信息的安全。

从宏观上看,人事档案管理部门还需要结合档案的特点,以档案行业的标准规范为指导,建立人事档案信息化管理的相关标准。人事档案信息化标准规范来源于如下 3 个层面:①国家信息化标准规范;②行业(即档案)信息化标准规范;③人事档案信息化标准规范。这 3 个层面也是相互联系的,国家信息化标准为行业和人事档案信息化提供了基础和保障,行业信息化标准规范提供了依据,人事档案信息化标准规范则具有专指性、针对性。与此同时,从人事档案信息的标示、描述、存储、交换、管理和查找等各个方面,也需要建立一个从国家标准到行业标准的标准体系,从而有利于规范人事档案信息化建设,有利于人事档案信息的开发与利用。

除了标准之外,通用的人事档案信息管理软件的开发和服务平台的建设也需要在一定范围内展开,以利于该行业、部门内部人事档案信息化管理工作,包括数据的共享、传递,以及局域网内信息的利用等。这也是需要从宏观上需要考虑的事情。从这个方面讲,人事档案信息化管理离不开组织人事部门的统一规划和组织。

当然,关于人事档案信息化建设的内容并不是一蹴而就的,需要今后相当长一段时间内加以完成。现阶段,鉴于我国人事档案信息系统开发缺乏规划性、计划性的事实,有关行业或部门主要领导机构需要加强对于软件开发的管理,尽量开发该行业或部门通用的网络版人事档案管理软件,减少或杜绝重复开发现象,尤其是低水平重复开发现象,从而节约成本,提高共享程度。

通过人事档案信息化建设,从收集到整理和服务,其根本目的在于利用现代化手段,提高认识档案管理效率和人事档案利用效率。尤其是通过实时服务,可以为领导和相关部门提供全方位的人员信息,为综合研究分析本单位人员信息、开展高层次的档案信息服务和人才选拔工作提供帮助。

三、人事档案信息化管理的原则

"原则"是"观察问题、处理问题的准绳"。人事档案信息化管理原则是指人事档案信息化管理中必须遵守的标准和基本准则,是从人事档案信息化管理实践中提炼出来的。归纳起来,这些原则主要包括以下方面。

(一)实用性原则

实用性是指该人事档案信息化是为了解决实际问题,能够在实践中运用并且能够产生积极效果。具体说来,人事档案信息化的实用性既表现在个人方面,也表现在人事档案管理机构方面。个人方面,考虑到人事档案的安全性,哪些档案资料需要上网,何时上网,如何控制服务平台的信息安全,都必须考虑到;考虑到人事档案的隐私权,在人事档案信息化过程中,对于该保密的档案必须保密,尊重和保障人事当事人是隐私权;考虑到人事档案的重要性,对于每个人的信息必须做到准确无误;考虑到人事档案的知情权,信息化的人事档案需要向当事人开放。

机构方面,考虑到人事档案信息化尤其是系统设计的难度,人事档案信息系统设计过程时既要利用 IT 行业的人才和技术,也需要本行业的积极参与;考虑到本单位的财力与技术基础,人事档案信息化需要量力而行,分步骤实施,将人事档案信息化建设看作是一个长期的过程,逐步建设,持续发展;考虑到人事档案建设的相似性,人事档案管理信息化过程中可以采取合作开发或引进方式,避免走弯路和重复建设。

当然,人事档案信息化必须在实用性的原则上,以科学性为本,结合先进性、前瞻性,不仅将信息化看成是一项长期而艰巨的任务,而且需要实施可持续发展的政策,将人事档案信息化建设成为一项重要的人才信息管理平台。

(二)规范性原则

规范性是指人事档案信息化建设所确立的行为标准,以规范当代人事档案信息化行为,指导当代人事档案信息化实践。

以《全国组织干部人事管理信息系统》《信息结构体系》为例,它是为实现干部信息的规范化及全国范围内的信息共享,按照人员管理及机构管理中科学的信息流程制订的,不仅具有较高的标准化、规范化程度,而且具有总揽全局的权威性。因此,各省开发的系统必须建立在该系统要求的《信息结构体系》基础上,否则会造成数据结构混乱，使上下级数据无法沟通与共享。不仅是信息结构体系，系统所涉及的其他应用项目也应当建立在相关的标准之上。

信息化过程中，必然涉及文本、图片等电子文件的格式问题。以文本格式为例，有.txt、.doc、.rtf、.pdf、.html、.xml 等多种，按照有关规范，存档的文本格式为.xml、.rtf、.txt 3 种形式，为此，其他格式的文本格式需要进行转化。事实上，文本文件、图像文件、扫描文件、声音文件等的采集与管理都应该遵循《电子文件归档与管理规范》(GB/T 18894-2002)所规定的格式，以减少转换与重新制作的难度，这也是人事档案信息化规范性的必然要求。

(三)安全性原则

人事档案安全性是为了防止将人事档案信息泄露给无关用户，给用户信息造成不良影响从而采取的安全措施。

人事档案信息的安全性首先指人事档案信息的安全性。人事档案中有些隐私，在信息化过程中需要按照档案公开中公民隐私权保护的相关规定。以公证档案为例，1988 年司法部、国家档案局发布的《公证档案管理办法》(〔88〕司发公字第 062 号)第十七条规定："凡涉及国家机密和个人隐私的公证密卷档案，以及当事人要求保密的公证档案，一般不得借调和查阅。特殊情况必须查阅的，须经当事人同意后，由公证处报同级司法行政机关批准。"为了保证人事档案的安全性起见，一方面人事档案管理部门需要认真鉴定、审核隐私方面记录的范围，对于那些需要保密的档案进行严格限制。

为了保证人事档案信息的安全性，在人事档案信息化过程中，需要加强对人事档案方面的电子文件的管理，并通过技术手段(如每个人的档案设置一个适度长度的个人密码)，以达到保密的目的。

为了保证人事档案信息的安全性，还必须确保网络的安全性。提倡人事档案的开放性并不意味着完全的、无条件地开放人事档案信息，相反，开放是有条件的、有步骤的，这是保证网络化环境人事档案安全性的必然选择。为此，一旦条件成熟，能够建立人事档案专网则是保证人事档案安全的最好选择。在当前条件不允许建立专网的情况下，必须做到人事档案信息管理系统与互联网等公共信息网实行物理隔离的措施，涉密档案信息不得存储在与公共信息网相连的信息设备上，更不能存储在公共信息网的网络存储器上。

(四)开放性原则

开放是人事档案信息化管理必须遵守的一条重要原则。建立人事档案信息管理系统，在很大程度上是为了科学管理和优质服务，这决定了人事档案信息开放的必然性。

长期以来,由于传统的人事档案管理的惯性,人们习惯性地认为人事档案属于保密的内容,除了负责收集和保管人事档案的管理者能接触到人事档案外,个人不可能知道自己的档案里有什么样的材料。显然,在当代条件下,人事劳动关系日益从行政隶属关系转变为平等的契约关系,人事档案的保管权、评价权、处置权也逐渐从完全交给用人单位到用人单位与个人共同管理的局面。这种情况下,人事档案的神秘面纱逐渐揭开。人事档案作为当事人个人经历和德、能、勤、绩的客观记录,也逐渐变得公开、透明,信息开放已经成为时代的必然趋势。

需要看到,人事档案开放性也是尊重当事人知情权的必然,既包括能直接识别本人的个人信息资料,如肖像、姓名、身份证等,又包括与其他资料相结合才能识别本人的间接信息资料,如职业、收入、学历、奖惩等。有时候,人事档案管理中知情权与管理的要求存在着冲突,这要求档案管理单位与个人能够正确地处理。对于档案管理单位而言,不能过分强调保密,需要树立人事档案开放意识,只有在一定范围内开放档案,满足公民知情权的需要,才能促进档案的完整、真实和透明。对个人而言,知情也是有限的,不可能享有无限的知情权,这是维护组织机构的利益,只有保障和其他有关人员权益,才能保障人事工作的正常开展。

需要注意的是,人事档案的开放并不意味着人事档案信息对所有人开放。人事档案信息开放是有程度和范围限制的。现阶段,人事档案管理部门适当地向当事人开放一些个人信息还是有必要的。

通过人事档案管理信息服务平台实现人事档案远程查找和利用,既保证当事人对档案的知情权,也便于当事人利用档案,是人事档案开放的必然趋势。

(五)双轨制原则

人事档案信息化过程中,由于电子文件的法律地位和证据作用还没有被普遍地认定,因此,具有重要保存价值的人事档案电子文件(尤其是办公自动化过程中的人事档案方面的、具有永久保存价值的电子文件)必须转化成纸质文件进行归档,以保证其法律地位。这一做法符合《电子文件归档与管理规范》(GB/T 18894-2002)的基本规定:"具有永久保存价值的文本或图形形式的电子文件,如没有纸质等拷贝件,必须制成纸质文件或缩微品等。归档时,应同时保存文件的电子版本、纸质版本或缩微品。"

对于重要的人事档案电子公文,鉴于当代电子信息载体的不稳定性,同一内容的人事档案电子公文往往需要采取两种不同质地存储介质进行存储,且采取异地保存的方法,这是保证人事档案文件长期存取的重要方法。

四、人事档案信息化管理的任务

结合当前我国人事档案信息化管理的现状,人事档案信息化管理的任务主要包括如下方面。

(一)人事档案管理信息系统的建立和完善

有些机构和单位采用独立的人事档案管理信息系统,有些单位采取综合性的管理信息系统,例如,人力资源管理信息系统,或者将党政干部管理、职工管理、财产管理等结合为一体,形成了不同的人事档案管理信息系统建设风格。采取独立的或者综合性的管理信息系统,应视各个单位的情况而定,关键在于设计该系统或者该部分功能时需要考虑到人事档案管理信息化建设的基本原则,并且在软件或系统设计过程中体现出这些基本原则。

针对目前人事档案系统开发缺乏统一协调的局面,某类人事档案管理部门,或者若干人事档案管理部门联合起来,与 IT 行业合作,集中开发一套人事档案管理软件,并不断优化和推广,这不仅能够降低重复开发的费用,而且有利于行业标准的执行,有利于数据的交换,减少今后数据异构带来的管理问题,对于推动人事档案管理信息化能起到积极的作用。

(二)人事档案管理信息系统数据的录入与管理

根据人事档案管理的有关规定和《电子文件归档与管理规范》(GB/T 18894-2002)的基本规定,对于人事档案基本信息进行系统录入,对于人事档案文件进行系统管理,尤其是归档的电子化的人事档案进行系统整理,这是人事档案管理的基础工作。

人事档案信息系统的管理内容很多。现阶段,尤其是抓紧电子文件的收集和数字化的人事档案的系统整理,加强人事档案资源建设,建立领导干部数据库、职工数据库和特色数据库,全面建设全文数据库与目录数据库,为人事档案管理和利用提供基础。

还应该看到,人事档案信息系统作为证明个人身份与经历的权威的信息数据库,需要与市场经济条件下的个人信用体系联系起来。进入公共信用体系的档案,应以凭证部分和职业生涯、职业能力和信用记录为主要内容。从这个角度看,人事档案管理信息系统的任务之一,是和社会广泛范围内管理信息系统进行有效的衔接,从而为和谐社会的建设和发展服务。

（三）人事档案管理信息系统的维护

人事档案信息系统建设过程中，从设计、管理到维护的各个阶段都需要注意到人事档案信息安全，将人事档案信息安全保障体系作为人事档案信息化贯彻始终的关键环节，加强维护人事档案信息安全，尤其是网络信息安全。

第七章

医院教学管理

第一节　管理体制及各部门职责

一、管理体制

医院主要承担高等医学院校的临床教学任务,高等医学院校的临床教学基地分隶属管理和非隶属关系两种,包括附属医院(临床医学院)、教学医院和实习医院 3 种类型。

(一)附属医院(临床医学院)

高等医学院校的附属医院是学校的组成部分。承担临床教学是附属医院的基本任务之一。附属医院的设置、规模、结构及其工作水平,是对高等医学院校进行条件评估的重要依据之一。附属医院的主要教学任务是临床理论教学、临床见习、临床实习、毕业实习。

(二)教学医院

高等医学院校的教学医院是指经国家卫生计生委、国家中医药管理局和国家教育委员会备案的,与高等医学院校建立稳定教学协作关系的地方、部门、工矿、部队所属的综合医院或专科医院,承担高等医学院校的部分临床理论教学、临床见习、临床实习和毕业实习任务。

(三)实习医院

实习医院是学生临床见习、临床实习、毕业实习和接受医药卫生国情教育的重要基地。

实习医院是经学校与医院商定,与高等医学院校建立稳定教学协作关系的地方、部门、工矿、部队所属的医院,承担高等医学院校的部分学生临床见习、临床实习和毕业实习任务。

二、临床教学基地各部门职责

(一)教务科

教务科是医院的教学管理职能部门,根据大学的总体教学任务,安排编制医院的教学计划并组织教研室实施。协助主管院长制订管理措施,指导教学工作,进行教学质量监控,协调各部门之间的相互关系,发现和解决教学中存在的困难和问题,完成教学任务目标。

(二)学生科

学生科对学生进行生活和学籍综合管理。对德、智、体等诸方面的质量实行全面的、定量的评价,组织学生参加各项文体活动,培养高尚情操。对毕业班学生进行全面考核,向用人单位推荐各类人才。

(三)教研室

各教研室是医院的基层教学单位,要按院教学计划具体实施,认真完成所承担课程的教学任务,进行教学改革,开展教学法研究,不断提高教学质量。努力开展科学研究,促进教学工作。同时,要做好师资培养工作。

第二节　各类医学生的管理

一、研究生

研究生教育是培养高层次医学人才的一种学历教育,是毕业后教育的一部分。高水平的人才是医院发展、竞争取胜的基本保证,研究生的培养,是提高人才实力的重要途径。而大多数医学研究生和所有的临床医学研究生的教育和培养又都是在医院内进行的,因此医院必须加强研究生教育的管理。

(一)医院研究生教育的层次和类型

1.医院研究生教育的层次

目前医院研究生教育分为两个层次:硕士研究生教育和博士研究生教育,对于研究生教育的不同层次有不同的要求。

硕士生教育是继本科教育之后,以培养具有从事科学研究工作、教学工作或独立担负专门技术工作能力的德才兼备的硕士研究生为主要目标的高层次教育。

博士生教育阶段是继硕士生教育阶段之后,以培养医学博士为主要目的的最高层次教育。博士生在规定的 3 年时间内达到规定要求者,可授予博士学位。

2.医院研究生教育的类型

按医学学科划分可分为临床医学研究生、基础医学研究生、预防医学研究生、药学研究生和中医学研究生。医院研究生教育以临床医学研究生为主,还可按二级学科划分研究生类型。按学习方式划分可分为脱产研究生和在职研究生。按培养要求划分,可分为临床医学科学学位研究生和临床医学专业学位研究生。

(二)医院研究生教育的管理

研究生教育管理一般有目标化管理和过程管理两种模式。目标化管理是以各学科的培养要求为标准,将研究生教育的总体目标分解成不同阶段目标,合理配置教学资源,通过阶段目标的实现,最终实现总目标。过程管理要求加强对研究生培养过程每一阶段的管理,对导师遴选、招生、制订培养方案、中期考核、课题开题、论文答辩的整个过程进行控制。医院应将两种模式有机结合。

1.医院研究生教育管理机构

医院应在高等医学院校的总体规划下,负责对医学研究生实施全面的教育和管理。一般以"三级管理,分工负责"为总原则。

第一级为管理层,应由院长(或分管副院长)负责领导本院的研究生教育工作。有学位授予点的医院,为开展研究生学位评审工作,应设立学位评定委员会,作为医院学位工作的领导机构,委员会一般由 9～25 名副高级以上职称的各类专家组成,其中教授和研究生导师应占半数以上。同时应设立专门管理机构或专职管理干部,保证日常管理工作。

第二层为教研室,可根据需要聘请 1～2 名主治医师以上人员担任教学秘书。

第三层为导师,导师是研究生教育的核心,是研究生培养质量的直接责任人。

2.导师遴选

我国研究生培养制度规定,必须为研究生配备指导教师。医院的研究生导师一般由具有较强临床业务能力或较高科研水平的副高级职称以上专家担任。大多数高等医学院校的附属医院,可以在学校的授权下,组织开展研究生导师的遴选工作。与职业技术职称不同,研究生导师不是一种固定资格,医院应建立研究生导师资格复审制度,复审一般在每年制订研究生招生计划前进行。除非特殊情况,一般硕士生导师年满 60 岁,博士生导师年满 65 岁后不应再担任研究生导师。

3.考试、考核和论文答辩

研究生平时考核包括工作态度和业务能力,记入轮转手册。平时有阶段考试,毕业前有技能、理论和外语考试。考试合格、修满学分可申请论文答辩。答辩委员会应有校外和院外专家参与。按答辩委员会建议,由大学学位委员会统一授予学位。

4.经费管理

除按研究生经费管理办法外,研究生在临床实习阶段医院应按有关规定给以劳动补贴。

二、本科生

(一)教师选派及计划安排

在教学活动中,教师起主导作用,良好的讲授和指导,可使学生尽快掌握知识,并提高多方面素质。因而任课教师首先应具备良好的政治素质、思想品德和职业道德,能为人师表;同时教师要有较高的学术水平、专业知识和严谨的学风;第三教师应懂得教育科学,积极开展教学法研究,如教案的编写、板书的编排,课堂讲授艺术等,具有组织教学能力和科研能力。

(二)制订教学计划

教学计划是医院按照培养目标要求组织教学工作的实施方案,是指导和管理教学工作的主要依据。首先,教学计划要充分体现党和国家的教育方针,坚持教育与社会实践相结合,以提高国民素质为根本宗旨,培养学生的创新精神和实践能力。第二,教学计划要充分体现医学学科发展方向,注意学科的交叉融合、医学模式的转变、人类疾病谱的变化和当前社会高速信息化的特点。第三,教学计划要注重总结医学教育的实践经验,充分考虑当前我国医学教育在学制、课程设置、教学内容和方法方面的优势和不足,汲取别国的经验和教训。

(三)制订教学大纲

教学大纲是按照教学计划的要求,根据某一课程在教学计划中的地位、作用、性质、目的和主要任务以纲要形式编制的,用于教学、考核和教学质量评估的指导性文件,它规定了课程的知识和技术范围、教材的体系和深度、教学进度和教学方法的基本要求。

1.制订教学大纲的基本原则

(1)课程教学大纲必须体现教育方针,重视全面发展,加强知识、能力、素质协调发展。它要适应医学模式的转变,注重社会、人文、心理知识的渗透。

(2)必须符合教学计划的规定,根据各专业教学计划的要求编写,充分体现教学计划的培养要求,大纲中各课程的学时要按教学计划规定学时。

(3)要保证课程内容的系统性,避免不必要的脱节和重复,内容的取舍和层次要恰当。

(4)要具有高度的思想性、科学性和实践性,要以基础理论、基本知识和基本技能为主要内容,注意及时更新教学内容,剔除陈旧内容。

(5)必须符合学习认识知识的规律,内容结构须有序化,排列组合严谨,内容的深广度应以一般水平的学生为标准,充分发挥学生自觉性、创造性和独立性。

2.教学大纲的格式

教学大纲的基本格式包括大纲说明(前言)、授课与示教(见习)学时分配、教学内容与教学要求三部分。部分形态学科理论课与实验课(见习、实习)可以穿插编写大纲。

(四)医德、医风、学习方法

本科临床教学是培养合格医师的重要阶段。合格医师应具有良好的思想素质、高尚的医德。进入临床实习(或学习)阶段首先要层层进行医德医风的教育,给学生介绍医德高尚的楷模,树立良好的榜样力量。尽量避免社会不良风气对学生的影响,要求学生如何在临床实践中为患者服务,关心、管理和爱护患者,视患者为亲人,树立为患者解除病痛的决心和同情心。教师应是良好医德的表率。

在各个层面的教学管理和教学工组中,应始终贯穿对本科医学生学习方法的指导,强调医学是实践科学,真知来源于实践,应当把书本知识和临床实际应用结合起来,即基础结合临床、理论联系实际的学习方法;强调细致、全程观察管理患者的重要性;强调实践能力和动手能力的培养;强调学习的主动性和创造性,教师应多指导、多启发。

(五)临床教学实践活动

医学教育临床实践包括医学生的临床见习、临床实习、毕业实习等临床教学实践活动和试用期医学毕业生的临床实践活动。

1.临床见习

临床见习指临床课程讲授过程中,以达到理论与实践相结合为主要目的的临床观察与初步操作实践,包括现有的课间见习、集中见习等教学形式。

2.临床实习

临床实习指专业实习以外的与专业培养目标密切相关的、集中的临床实践教学,适用于基础医学类、预防医学类、法医学类专业及医学影像学、医学检验、医学营养学、麻醉学、护理学、妇幼卫生等专业。

3.毕业实习

毕业实习指以培养临床医师为目的的各专业,在毕业前集中进行的具有岗前培训性质的专业实习。

4.出科考核

要建立严格考试制度,出科考试是医学院校临床实习的重要环节,要考查学生理论知识和基本技能的掌握情况,是客观评价学生知识能力的一种手段,也是对学生医疗技能和综合能力锻炼的督促措施之一。考试内容及分数比例:医学理论占 40%,实践技能占 40%,平时表现和医德医风占 20%,要做到全面考核。

第三节　进修医师的管理

培养进修生是大医院为基层医院培养人才,协助他们提高医疗技术水平的一项义不容辞的责任。在一定程度上,也起到技术交流和补充医院人力不足的作用。管理好进修医师即可帮助基层也有益于医院自身的工作。医院应责成相关职能部门(医务科或科教科)统一管理。

一、制订招生计划和生活管理制度

(一)招生计划

进修生来源复杂,层次水平差异很大,应制订进修生招生质量标准和计划,经过报名、资格审查,举行统一入院考试,择优录取,分期分批来院,便于统一管理。

(二)管理制度

医院应制订进修生管理条例。介绍医院规章制度、组织纪律要求、医疗常规、学术活动安排和考核制度。各科室进修生应有专人管理,制订本科室对进修生的要求和医疗学习活动计划。

二、岗前教育

岗前教育应包括环境和医疗常规的介绍,包括各种医疗文件(病志、处方、各种检查申请单)的书写要求,医院和科室的医疗管理制度(如首诊负责制、三级医师负责制、病例讨论制度、会诊制度、临床用血管理制度、医嘱制度、请示报告制度等),同时进行服务规范的培训以及医德医风教育,使其很快适应医院工作。

三、基本功训练和业务讲座

注重进修医师基本功训练,按三基三严的要求注意纠正不良作风和不规范的操作。制订进修生学习计划,包括各专业组轮转和业务讲座,每轮进修生安排二级和三级学科的专题讲座,包括基本理论,实践经验和国内外进展。

四、定期考核和检查

初期考核,在入科 1 个月内由科室主任对其病志、处方、申请单填写情况考核,合格后发给进修医师印章。每 3 个月由科室主任和总住院医师组织业务能力考核,对其不足之处予以帮助。进修结束时对其医疗技术水平及工作态度、医德医风情况进行综合鉴定,由医院统一发给进修医师结业证明。

五、进修生管理注意事项

视进修生为本院职工,加以关心和爱护,严格要求和具体指导相结合,避免注重使用、不关心成长的倾向。

第四节　继续医学教育

继续医学教育是学校医学教育的延续,是不断提高各级专业技术人员业务素质、更新知识、增加技能的终生教育。教学医院应当是继续医学教育的阵地。医院领导必须加强继续医学教育,这是医院人才培养、业务建设的战略性工作。

国家对继续医学教育的总体要求、组织管理、内容和形式以及继续医学教育的考核、登记和评估等都有详细的规定。

一、管理机构

继续医学教育工作实行卫生行业管理,在管理上打破医疗机构的行政隶属关系和所有制界限,全国和省、自治区、直辖市继续医学教育委员会是指导、协调和质量监控的组织。医院应成立继续医学教育领导小组,设立继续医学教育的职能部门,派专职人员管理此项工作,各业务科室的负责人应主管本科室的继续医学教育工作。

二、内容和形式

继续医学教育的内容,应以现代医学科学技术发展中的新理论、新知识、新技术和新方法为重点。注意先进性、针对性和实用性,重视专业技术人员创造力的开发和创新思维的培养。根据学习对象、学习条件、学习内容等具体情况的不同采取短期培训、进修、研修、学术报告、学术会议、网络学习和自学等多种形式。

三、学分制管理

继续医学教育实行学分制管理,按活动性质分为Ⅰ类学分和Ⅱ类学分。具有中级或中级以上专业技术职务的卫生技术人员每年都应参加继续医学教育活动。

卫生技术人员完成继续医学教育学分将作为年度考核、晋升和续聘的必需条件。医院必须对专业技术人员的继续医学教育情况进行考核、登记和验证。继续医学教育对象每年参加继续医学教育活动,所获得的学分不低于25学分,其中Ⅰ类学分5~10学分,Ⅱ类学分15~20学分。省、自治区、直辖市级医疗卫生单位的继续医学教育对象五年内通过参加国家级继续医学教育项目获得的学分数不得低于10学分。继续医学教育对象每年获得的远程继续医学教育学分数不超过10学分。Ⅰ类、Ⅱ类学分不可互相替代。

第五节　师资培训和质量管理

一、师资梯队建设

教师队伍建设是学科建设的重要内容,是学科发展的基础,要充分发挥群体作用和个人优势,促进整个教师队伍水平的提高。

要选好学术带头人,学科梯队的人员配置包括不同年龄、不同档次的专业教师,在普遍提高的基础上,选好优秀的中青年教师作为带头人来加强培养,发挥老教师传、帮、带的主导作用,在学风上给予影响,从学术上、基础理论上、外语等方面给予指导,并注意在实践中提高青年教师的教学水平。各学科要有师资培养计划、考核指标,培育良好学术氛围,使教师队伍不断成长壮大。

二、对新教员的教学基本功训练

教师应当把自己精通的基础理论、专业知识、技能和技巧传授给学生,而且要善于把它变成学生财富。

作为新教员必须认真钻研教材,了解教材的重点、难点及关键部分,努力掌握教学技能和技巧,如教学组织、课堂讲授、各种教具的恰当应用及语言表达等。不断地总结自己,学习别人的教学经验,还要学习心理学,掌握学生身心特点。

新教员上课前一定要试讲,请老教师指导评论教案的书写,讲授的内容重点是否突出,逻辑性如何,板书是否规整,学时内时间分配是否合理等。通过示教查房、观摩教学等形式也可提高年轻教师教学水平。

三、师资外语培训

为学习国外先进技术,加强对外交流,外语是一种很重要的工具。必须尽快地提高教师外语水平,这样才能不断地更新知识,开阔眼界,提高师资队伍质量。特别是作为一名高等医学院校的教师,应该掌握 1～2 门外语。医院和主管部门应多为骨干教师创造提高外语水平的机会,如脱产、半脱产进行外文培训,或在有条件的情况下出国进修、请外教来讲学、查房、讨论病例等,都是提高教师外语水平的有效措施。

四、教师管理的激励政策

振兴民族的希望在教育,振兴教育的希望在教师,调动和激励教师的积极性尤为重要。

(一)建立教师考核制度

从德、能、勤、绩几方面对教师进行考核,包括教师的思想政治表现、道德品质和工作态度,教师在教学、医疗、科研工作中的水平、能力和创新精神。注重实际工作中业绩和贡献,如承担教学任务,完成教学工作量,改进教学方法,提高教学质量,编译教材,撰写文章、著作,总结科学研究和科研成果等。

(二)建立教师职务评聘制度

教师职务系列可分为教授、副教授、讲师、助教 4 个等级,可以根据业绩、资历等条件进行评定,按岗位聘用。

(三)建立奖励制度

奖励制度是促进师资队伍建设的重要措施,可进行综合性奖励,如教师节或年终评选各级优秀教师,也可以进行单项奖励,如在教学改革、教学质量、教学方法、教学管理等方面表现突出者给予奖励,也可进行竞赛性奖励,如观摩教学、讲课比赛并奖励优胜者。

(四)建立教师调整交流制度

注重保持教师队伍的活力,活跃学术空气,开阔视野,在相对稳定的基础上进行师资流动,优胜劣汰。

第六节　教学质量控制

不断地提高教学质量是教学管理的核心工作,要对教学的各环节实行质量控制,建立健全监督检查机制。

一、建立教学评估制度

教学评估作为教学管理过程的主要环节,是教学决策的基础,对反馈教学效果、保障教学质量具有重要的作用。评估自始至终要贯彻"以评促建,以评促改,评建结合,重在建设"的原则。

根据评估的对象和内容可分为宏观评估、微观评估,根据评估实施的主体可分为自我评估、他人评估,根据评估指标和结果可分为定量评估、定性评估,根据评估的目的可分为办学水平评估、选优评估等。教学评估是一项系统性、科学性很强的工作,必须采取科学手段,有计划地进行。要为评估建立切实可行的实施方案和指标体系。

二、任课教师名单的审查制度

每学期期末即对下一学期的任课教师名单进行审查,由教学管理部门和主管院长审查各教研室提出的任课教师名单,对国家卫生健康委委属院校本科生大课要有 60% 以上的副高职称以上教师任课,新教员不得超过 10%,对教学效果不好、态度不端正的教师暂缓授课。

三、备课、试讲及听课制度

要求教研组建立集体备课和老教师、主任亲自听课制度。

四、建立健全考试制度

实行教、考分离,由非任教老师按教学大纲要求命题,对学生成绩进行分析,学生成绩应呈正态分布。

五、建立教师教学工作档案

教师每年的任课情况、工作量及考核成绩记入档案作为教师晋升时的考核指标。

第七节 教学的档案管理和试题库

一、教学档案

教学档案管理是保证教学任务的连续性,提高质量,加强教学管理的重要工作,各级教学管理部门应设教学档案专柜,重要资料也可由医院档案科(档案室)专门管理。其归档内容包括教学管理规章制度、教材建设、教学改革和教学研究成果、教学经费使用和教学设备添置情况等基本文件,以及教学软件、教学计划、各类教学大纲、学生名单、任课教师名单、考核成绩、教学评估和教学质量监控材料等。

二、试题库

许多医院担任多层次和多专业的教学,考试考查繁多,按教、考分离的原则应当建立试题库,命题标准化,考试公平化,试题库应定期按教材内容或大纲内容进行更新和调整,以不断提高教学效率和考试考核质量。

第八节　住院医师规范化培训的管理

随着现代医学科学技术的发展,医学模式的转变,传统的一次性医学教育观念逐渐被阶段性终身教育观念所代替。医学终身教育包括了 3 个性质不同而又相互连接、相互影响的教育阶段,即学校基本教育－毕业后医学教育－继续医学教育。这一连续统一体的医学教育概念已为世界上大多数国家所接受。

住院医师规范化培训,是医学生完成学校基本医学教育后接受的某一个学科规范化的专业培养,是毕业后医学教育的重要组成部分,是培养高层次医学人才,提高临床医疗水平和医疗质量的重要环节和措施,有着现实和深远的影响。

一、培训基地与管理

(一)基地设置

1.基地分类

基地分为培训基地和专业基地。培训基地是承担住院医师规范化培训的医疗卫生机构。培训基地由符合条件的专业基地组成,专业基地由符合条件的专业科室牵头,组织协调相关科室,共同完成培训任务。

2.专业基地类别

本标准的培训专业基地类别共 34 个:内科、儿科、急诊科、皮肤科、精神科、神经内科、全科、康复医学科、神经外科、胸心外科、泌尿外科、整形外科、骨科、儿外科、妇产科、眼科、耳鼻咽喉科、麻醉科、临床病理科、检验医学科、放射科、超声医学科、核医学科、放射肿瘤科、医学遗传科、预防医学科、口腔全科、口腔内科、口腔颌面外科、口腔修复科、口腔正畸科、口腔病理科、口腔颌面影像科。

3.设置原则

培训基地应设在三级甲等医院。培训基地间可建立协同协作机制,共同承担培训任务。根据培训内容需要,可将符合专业培训条件的其他三级医院、妇幼保健院和二级甲等医院及基层医疗卫生机构、专业公共卫生机构等作为协同单位,形成培训基地网络。

4.其他要求

(1)拟申报专业基地的单位必须达到《住院医师规范化培训基地认定标准(试行)》各专业基地细则规定的要求。

(2)专业基地所在医院的相关科室缺如或疾病种类数量不符合《住院医师规范化培训基地认定标准(试行)》相应要求的,可联合符合条件的三级医院或二级甲等医院作为协同医院,协同医院数量不超过 3 家。

(3)相关专业科室不具备培训条件的专科医院,可联合区域内培训相关专业基地所在医院作为协同医院。

(二)培训基地应具备的条件

1.医院资质

(1)依法取得《医疗机构执业许可证》。

(2)近 3 年来未发生省级及以上卫生健康行政部门通报批评的重大医疗事件。

2.培训设施设备

(1)培训基地的科室设置、诊疗能力和专业设备等条件能够满足《住院医师规范化培训基地认定标准(试行)》各专业基地细则的要求。

(2)有满足培训需要的教学设备、示范教室及临床技能模拟训练中心等教学设施。

(3)图书馆馆藏资源种类齐全,有满足培训需要的专业书刊、计算机信息检索系统与网络平台。

3.培训制度建设

(1)住院医师规范化培训组织管理机构健全。培训基地主要行政负责人作为培训工作的第一责任人全面负责基地的培训工作,分管院领导具体负责住院医师规范化培训工作;教育培训管理职能部门作为协调领导机制办公室,具体负责培训工作的日常管理与监督;承担培训任务的科室实行科室主任责任制,健全组织管理机制,切实履行对培训对象的带教和管理职能。

(2)有3年以上住院医师规范化培训组织实施经验;有系统的培训方案、实施计划、培训人员名单及考核成绩等记录。

(3)有培训基地和专业基地动态管理评估机制,及时评价培训对象的培训效果和指导医师的带教质量;住院医师规范化培训任务作为考核科室建设和指导医师绩效的重要指标。

(三)培训基地的经费

建立政府投入、基地自筹、社会支持的多元投入机制。政府对按规划建设设置的培训基地基础设施建设、设备购置、教学实践活动以及面向社会招收和单位委派培训对象给予必要补助,中央财政通过专项转移支付予以适当支持。

(四)培训基地的管理

培训基地必须高度重视并加强对住院医师规范化培训工作的领导,建立健全住院医师规范化培训协调领导机制,制订并落实确保培训质量的管理制度和各项具体措施,切实将住院医师规范化培训工作落到实处。培训基地主要行政负责人作为培训工作的第一责任人全面负责基地的培训工作,分管院领导具体负责住院医师规范化培训工作;教育培训管理职能部门作为协调领导机制办公室,具体负责培训工作的日常管理与监督。承担培训任务的科室实行科室主任负责制,健全组织管理机制,切实履行对培训对象的带教和管理职能。

二、培训与考核

(一)培训目标

住院医师规范化培训的目标是为各级医疗机构培养具有良好的职业道德、扎实的医学理论知识和临床技能,能独立、规范地承担本专业常见多发疾病诊疗工作的临床医师。主要体现在以下4个方面。

1.职业道德

热爱祖国,热爱医学事业,遵守国家有关法律法规。弘扬人道主义的职业精神,恪守为人民健康服务的宗旨和救死扶伤的社会责任,坚持以患者为中心的服务理念,遵守医学伦理道德,尊重生命、平等仁爱、患者至上、真诚守信、精进审慎、廉洁公正。

2.专业能力

掌握本专业及相关专业的临床医学基础理论、基本知识和基本技能,能够了解和运用循证医学的基本方法,具有疾病预防的观念和整体临床思维能力、解决临床实际问题的能力、自主学习和提升的能力。

3.人际沟通与团队合作能力

能够运用语言和非语言方式进行有效的信息交流,具备良好的人际沟通能力和团队合作精神,善于协调和利用卫生系统的资源,提供合理的健康指导和医疗保健服务。

4.教学与科研

能够参与见习/实习医师和低年资住院医师的临床带教工作,具备基本的临床研究和论文撰写能力,能够阅读本专业外文文献资料。

(二)培训内容

住院医师规范化培训以培育岗位胜任能力为核心,依据住院医师规范化培训内容与标准分专业实施。培训内容包括医德医风、政策法规、临床实践能力、专业理论知识、人际沟通交流等,重点提高临床规范诊疗能力,适当兼顾临床教学和科研素养。

1.专业理论

专业理论学习应以临床实际需求为导向,内容主要包括公共理论和临床专业理论。

(1)公共理论:包括医德医风、政策法规、相关人文知识等,重点学习相关卫生法律、法规、规章制度和标准,医学伦理学,医患沟通,重点和区域性传染病防治、突发公共卫生事件的应急处理以及预防医学、社区卫生、循证医学和临床教学、临床科研的有关基础知识。

(2)临床专业理论:主要学习本专业及相关专业的临床医学基础理论和基本知识,应融会贯通于临床实践培训的全过程。

2.临床实践

住院医师在上级医师的指导下,学习本专业和相关专业的常见病和多发病的病因、发病机制、临床表现、诊断与鉴别诊断、处理方法和临床路径,危重病症的识别与紧急处理技能,基本药物和常用药物的合理使用。达到各专业培训标准细则的要求。

掌握临床通科常用的基本知识和技能,包括临床合理用血原则、心肺复苏技术、突发性疾病院前急救、姑息医疗、重点和区域性传染病的防治知识与正确处理流程。在培训第一年能够达到医师资格考试对临床基本知识和技能的要求。

熟练并规范书写临床病历,在轮转每个必选科室时至少手写完成两份系统病历。

(三)培训年限与方式

1.培训年限

住院医师规范化培训年限一般为 3 年(在校医学专业学位研究生实际培训时间应不少于33 个月)。

已具有医学专业学位研究生学历的人员,和已从事临床医疗工作的医师参加培训,由培训基地及专业基地依据培训标准,结合其临床经历和实践能力,确定接受培训的具体时间和内容。在规定时间内未按照要求完成培训任务或考核不合格者,培训时间可顺延,顺延时间最长为 3 年。

2.培训方式

培训对象在认定的住院医师规范化培训基地完成培训任务。

培训基地负责住院医师的专业理论学习和临床实践培训,主要采取在本专业和相关专业科室轮转的方式进行。

公共理论主要采取集中面授、远程教学和有计划的自学等方式进行,可分散在整个培训过程中完成。

参考文献

[1] 李连成,莫大鹏,付应明.现代医院管理制度全集[M].北京:中国言实出版社,2020.

[2] 杨思进.基层医院感染管理实用手册[M].成都:四川科学技术出版社,2018.

[3] 蒋飞.现代医院管理精要[M].北京:科学技术文献出版社,2019.

[4] 糜琛蓉,倪语星,朱仁义.医院感染防控与管理实训[M].北京:科学出版社,2020.

[5] 郭启勇.现代医院管理新论[M].北京:人民卫生出版社,2018.

[6] 刘乃丰.医院信息中心建设管理手册[M].南京:东南大学出版社,2020.

[7] 田绪荣.现代医院管理[M].北京:科学技术文献出版社,2018.

[8] 王霜.现代医院管理制度研究[M].秦皇岛:燕山大学出版社,2019.

[9] 赵海专,杨有业,金华,等.现代实用医院管理[M].北京:科学技术文献出版社,2018.

[10] 张锦文.医院管理[M].台北:台北市大林出版社,2020.

[11] 莫求,王永莲.医院行政管理[M].上海:上海交通大学出版社,2019.

[12] 臧培毅.现代医院管理理论与实践[M].长春:吉林科学技术出版社,2018.

[13] 庄建民.医院管理新思维[M].北京:人民卫生出版社,2020.

[14] 王成增,张建功.现代医院管理理论与实务[M].北京:科学出版社,2018.

[15] 邹妮,孙喆.医院感染管理[M].上海:上海世界图书出版公司,2019.

[16] 郑艳华.现代医院管理[M].北京:科学技术文献出版社,2020.

[17] 徐冉.精编现代化医院管理[M].上海:上海交通大学出版社,2018.

[18] 吴兆玉,陈绍成.实用医院医疗管理规范[M].成都:四川科学技术出版社,2019.

[19] 郭蔚蔚.实用医院经济与管理[M].天津:天津科学技术出版社,2018.

[20] 李亚军.现代医院管理制度[M].西安:世界图书出版西安有限公司,2020.

[21] 孙良仁.现代医院管理实践[M].北京:科学技术文献出版社,2019.

[22] 吕峰,杨宏,高云英.医院信息管理理论研究[M].成都:电子科技大学出版社,2018.

[23] 陈立华.现代医院财务管理研究[M].北京:现代出版社,2018.

[24] 沈红玲.现代医院管理理论与实践[M].北京:科学技术文献出版社,2020.

[25] 马静.实用医院管理[M].汕头:汕头大学出版社,2019.

[26] 牟锋.现代医院档案建设与管理[M].北京:科学技术文献出版社,2018.

[27] 莫言娟.现代医院管理与医院经济运行[M].天津:天津科学技术出版社,2020.

[28] 张再英.探讨精细化管理在病案室病案管理中的应用[J].临床医药文献电子杂志,2020,7(53):180,186.

[29] 梁莘.规范住院病案首页信息管理与质量控制对DRGs分组的作用[J].心电图杂志,2020,9(1):139-140.

[30] 李长军.医院管理系统中计算机技术的有效运用[J].电子世界,2020(21):159-160.

[31] 相悦丽,朱旭东,尹永奎,等.规范电子病历管理防范医疗纠纷的研究[J].中国卫生事业管理,2019,36(11):842-843.

[32] 彭洁荣.精细化管理在医院科研管理中的应用[J].中国卫生产业,2020,17(17):58-59.

[33] 石景芬,冯弋,黄薇,等.现代医院管理制度内涵及医院的实施路径[J].中国医院管理,2020,40(1):1-4.

[34] 张雨晴,李军.现代医院管理制度下医院章程建设问题与对策探析[J].中国医院管理,2020,40(9):21-22.

[35] 殷钧,刘蕊,李亚男,等.现代医院管理视角下公立医院职能中层执行力多元评价体系研究[J].中国医院,2020,24(12):38-40.